SCRIPTA
MANENT

Gesund sein
und bleiben.

Prof. Dr. Michael Wink • Thomas Klaholz

Food Upgrade

Smarte Ernährung mit Vitalstoffen

Mit einem **Gastbeitrag** von
Ernährungswissenschaftlerin
und Gesundheitspsychologin
Prof. Dr. Andrea Maier-Nöth

Redaktion: Andrea Hahn

SCRIPTA MANENT

Vorwort

Ernährung ist längst nicht mehr Nebensache. Wie, wann und was du isst, verrät einiges über deinen Lifestyle, deine Weltanschauung und deine Wertschätzung dir selbst gegenüber. Welche Priorität hat Ernährung für dich? Bist du bereit für alte und neue Wahrheiten über Lebens- und Nahrungsmittel, ihre Lagerung und ihre Verarbeitung? Du hältst dieses Buch in der Hand und hast bereits den ersten Schritt gemacht, um deine Ernährung auf ein neues Level zu heben – denn nichts Geringeres erwartet dich in diesem Food Upgrade!

Das erste Kapitel beschäftigt sich mit dem, was dir aus Natur und Industrie als Ernährungsgrundlage zur Verfügung steht. Im zweiten Kapitel erfährst du, wie du smart damit umgehst, um möglichst viele Vitalstoffe für deine Ernährung zu nutzen. Kapitel drei enthält einen spannenden Gastbeitrag von der Ernährungswissenschaftlerin Prof. Dr. Andrea Maier-Nöth darüber, dass auch Kindern gesunde Nahrung schmeckt, wenn man früh und geduldig mit ihnen daran arbeitet. Das vierte Kapitel wagt einen Blick in dein Innerstes und eröffnet dir neue Perspektiven darüber, welches komplexe Wechselspiel zwischen deiner Verdauung, deiner Gesundheit und deiner Ernährung stattfindet. Kapitel fünf eröffnet dir eine weitere Dimension: Nicht nur was und wieviel du isst, sondern auch wann du Nahrung aufnimmst, beeinflusst dein Wohlbefinden. In Kapitel sechs wollen wir dir abschließend einige Helfer aus der Natur – also Nahrungs- und Heilpflanzen – vorstellen, die dich in einer gesunden Lebensweise unterstützen können.

Hinweis:

Die Gedanken, Methoden und Anregungen in diesem Buch stellen die Meinungen bzw. Erfahrungen der Verfasser dar.

Sie wurden von ihnen nach bestem Wissen zusammengetragen und mit größtmöglicher Sorgfalt geprüft. Sie bieten jedoch keinen Ersatz für persönlichen, kompetenten, medizinischen Rat. Jede Leserin und jeder Leser ist für das eigene Tun und Lassen auch weiterhin selbst verantwortlich. Weder die Autoren, noch der Verleger können für eventuelle Nachteile oder Schäden, die aus den im Buch gegebenen praktischen Hinweisen resultieren, eine Haftung übernehmen.

Die Autoren

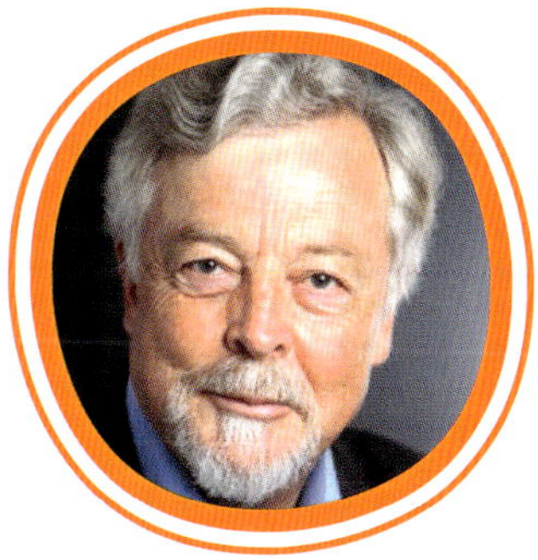

Prof. Dr. Michael Wink

Prof. Dr. Michael Wink ist Professor für Pharmazeutische Biologie an der Universität Heidelberg. Dort ist er Direktor am Institut für Pharmazie und Molekulare Biotechnologie, Abt. Pharmazeutische Biologie. Er ist außerdem Mitglied des wissenschaftlichen Beirats der hajoona GmbH.

„Bereits in frühen Kindheitstagen konnte ich mich für die Schönheit von Blütenpflanzen begeistern und schon als kleiner Junge kannte ich die meisten einheimischen Arten. Auch wenn später meine Begeisterung für die Vogelkunde noch größer wurde, blieb mein botanisches Interesse bestehen. Durch viele Exkursionen in Europa, Israel, Südafrika und Lateinamerika konnte ich meine systematischen Pflanzenkenntnisse vertiefen. Nach meinem Studium der Biologie und Chemie an der Universität Bonn wechselte ich 1977 an die TU Braunschweig, wo ich über die Alkaloide bei Lupinen promovierte. Dadurch konnte ich mich ausführlicher mit der Chemie pflanzlicher Sekundärstoffe auseinandersetzen und eine neue faszinierende Welt der Arzneipflanzen und deren Wirkstoffe entdecken.
Nach meiner Habilitation in Pharmazeutischer Biologie (1974) arbeitete ich als Heisenberg-Stipendiat der Deut-

schen Forschungsgemeinschaft kurz am Max-Planck-Institut für Züchtungsforschung in Köln und bis 1988 am Genzentrum der Ludwig-Maximilians-Universität München. 1988 trat ich meine erste Professur für Pharmazeutische Biologie an der Universität Mainz an und ab 1989 wurde ich Ordinarius für dieses Fach an der Universität Heidelberg. Hier bin ich für die Ausbildung von Apothekern und Pharmazeuten für den Bereich der biogenen Arzneimittel und Arzneipflanzen zuständig. Da Arzneipflanzen, Phytotherapie und Phytopharmakologie zum Ausbildungskanon der Apotheker gehören, war ich gefordert, Praktika, Seminare und Vorlesungen für diese Themen anzubieten. In diesem Rahmen konnte ich mein Wissen über das große Gebiet der pflanzlichen Arzneistoffe und Arzneipflanzen auf eine breite Basis stellen. Aber auch aus eigener Anschauung habe ich Arzneipflanzen und traditionelle Medizin in Europa, China, Thailand, Ägypten, Südafrika, der Türkei, dem Libanon, Nord-, Mittel- und Südamerika kennenlernen dürfen. Hunderte Pflanzen habe ich zusammen mit sehr vielen Doktoranden aus aller Welt selbst studiert, fotografiert, chemisch und pharmakologisch analysiert. Da der Übergang von Arzneipflanzen zu Nahrungspflanzen mit medizinisch relevanten Inhaltsstoffen fließend ist, habe ich mich natürlich auch mit Nahrungspflanzen und Gewürzen intensiv beschäftigt. Dazu bin ich in die entlegensten Winkel der Welt gereist, um Pflanzen und deren Nutzung auch in fernen Ländern und in unterschiedlichen Kulturkreisen zu erforschen. Daraus entstanden meine Fachbücher und Kompendien, die inzwischen zu Standardwerken in den Regalen von Apothekern, Ärzten, Heilpraktikern und Biologen geworden sind.“

Thomas Klaholz ist Ökotrophologe, Ernährungspädagoge, Gesundheitsberater, Experte für Stressmanagement und Burnout-Prävention mit den Schwerpunkten Ernährung, Bewegung und Work-Life-Balance. Er leitet eine Trainer-Akademie und die HealthAcademy der hajoona GmbH.

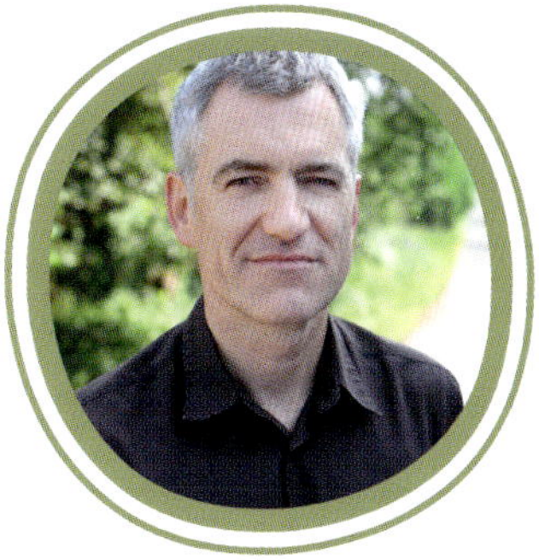

Thomas Klaholz

„Mit gesunder Ernährung beschäftige ich mich bereits mein ganzes Leben. Nach mehreren schweren und teils äußerst schmerzhaften Darmentzündungen musste ich seit der frühesten Kindheit damit leben, dass gesunde Ernährung nicht nur sehr wichtig, sondern sogar unverzichtbar sein kann. Schon früh bemerkte ich, dass nicht nur einzelne Nahrungsmittel, sondern vor allem die Kombination der Lebensmittel, die ich zu mir nehme, einen großen Einfluss auf meine Gesundheit und mein Wohlbefinden haben. Sport und ausreichende Bewegung sowie die Reduzierung des Verzehrs von Fleisch halfen mir, meine Darmprobleme in den Griff zu bekommen. Mit Anfang 20 begann ich – auf Anraten eines Naturheilarztes – jährlich wiederkehrende Fastenperioden in mein Leben einzubauen. Diese und weitere Experimente mit meinen Ernährungsgewohnheiten veranlassten mich, Ökotrophologie zu studieren. Jahrelange Ernährungsberatung mit vielen Patienten von Kliniken und Arztpraxen unterstützten mich, nicht nur meine eigenen, sondern auch die Ernährungsprobleme anderer Menschen mehr und mehr zu verstehen. Dabei habe ich Essen und Trinken immer als eine sinnliche und im besten Sinne genussvolle Erfahrung erlebt. Hier die richtige Balance zu finden zwischen Genuss und Gesundheit, ist mir ebenfalls ein wichtiges Anliegen. Ich bin zutiefst davon überzeugt, dass ein gesunder Ernährungsplan nicht für alle Menschen gleich aussieht, sondern individuell angepasst werden muss. Jeder Mensch hat es aufgrund seiner eigenen Veranlagung und Lebensweise selbst in der Hand, eine für ihn gesunde Ernährung zum eigenen Wohle zu gestalten."

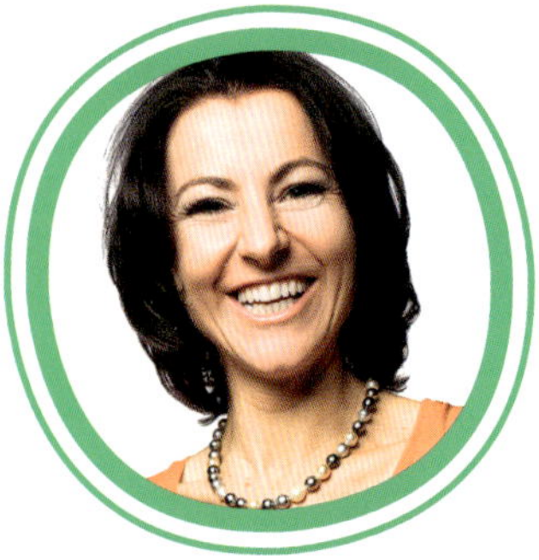

Prof. Dr. Andrea Maier-Nöth

Smarter Gastbeitrag

Sie ist Expertin auf dem Gebiet der frühkindlichen Geschmacksprägung und hat mehrere Studien dazu durchgeführt und publiziert. Die Ernährungswissenschaftlerin und Gesundheitspsychologin ist Fachberaterin und Referentin im Bereich Gesundheitspsychologie und Ernährung sowie Leiterin der Eat-Health-Pleasure GmbH. Den Beitrag von Prof. Dr. Andrea Maier-Nöth findest du in Kapitel drei.

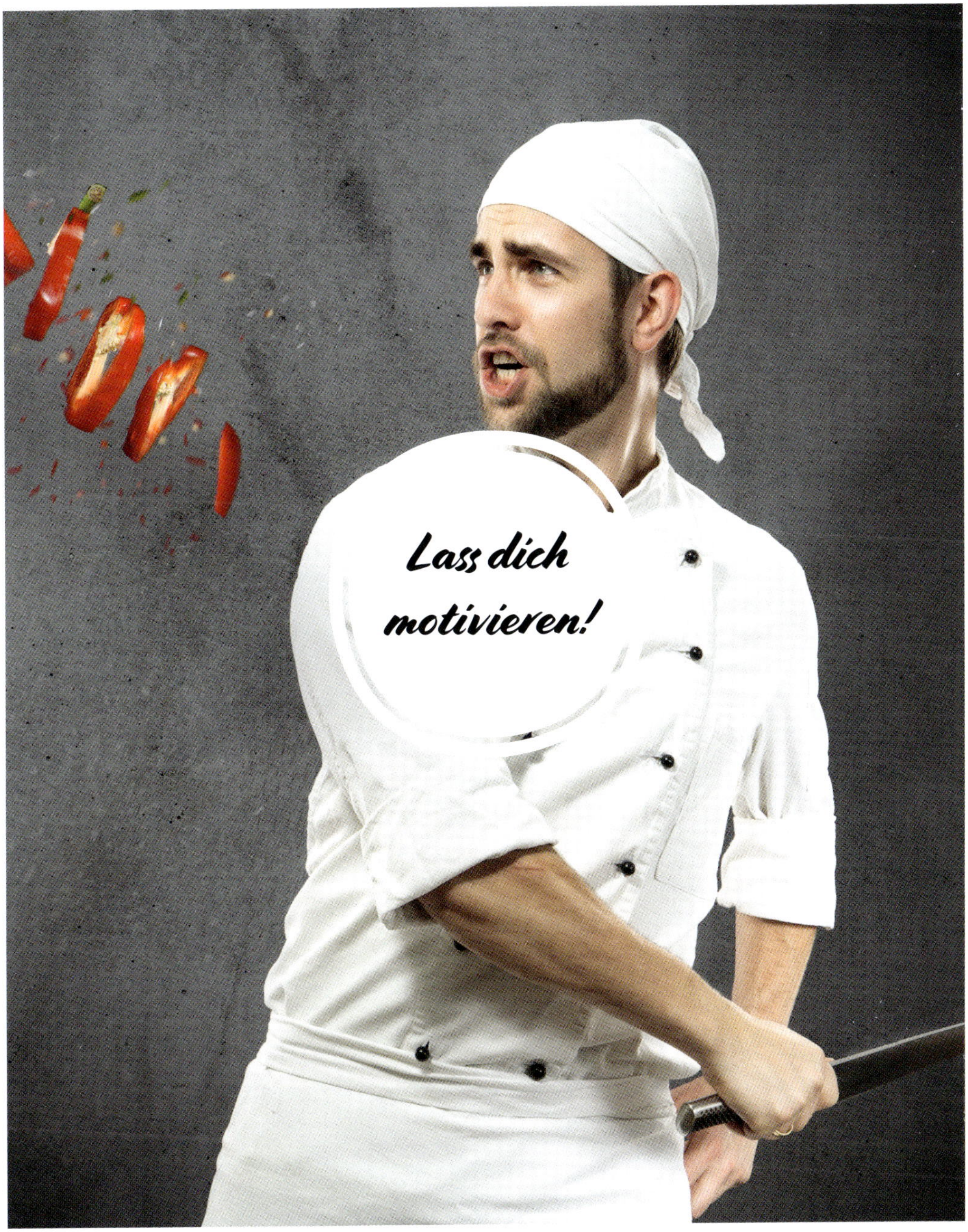
Lass dich motivieren!

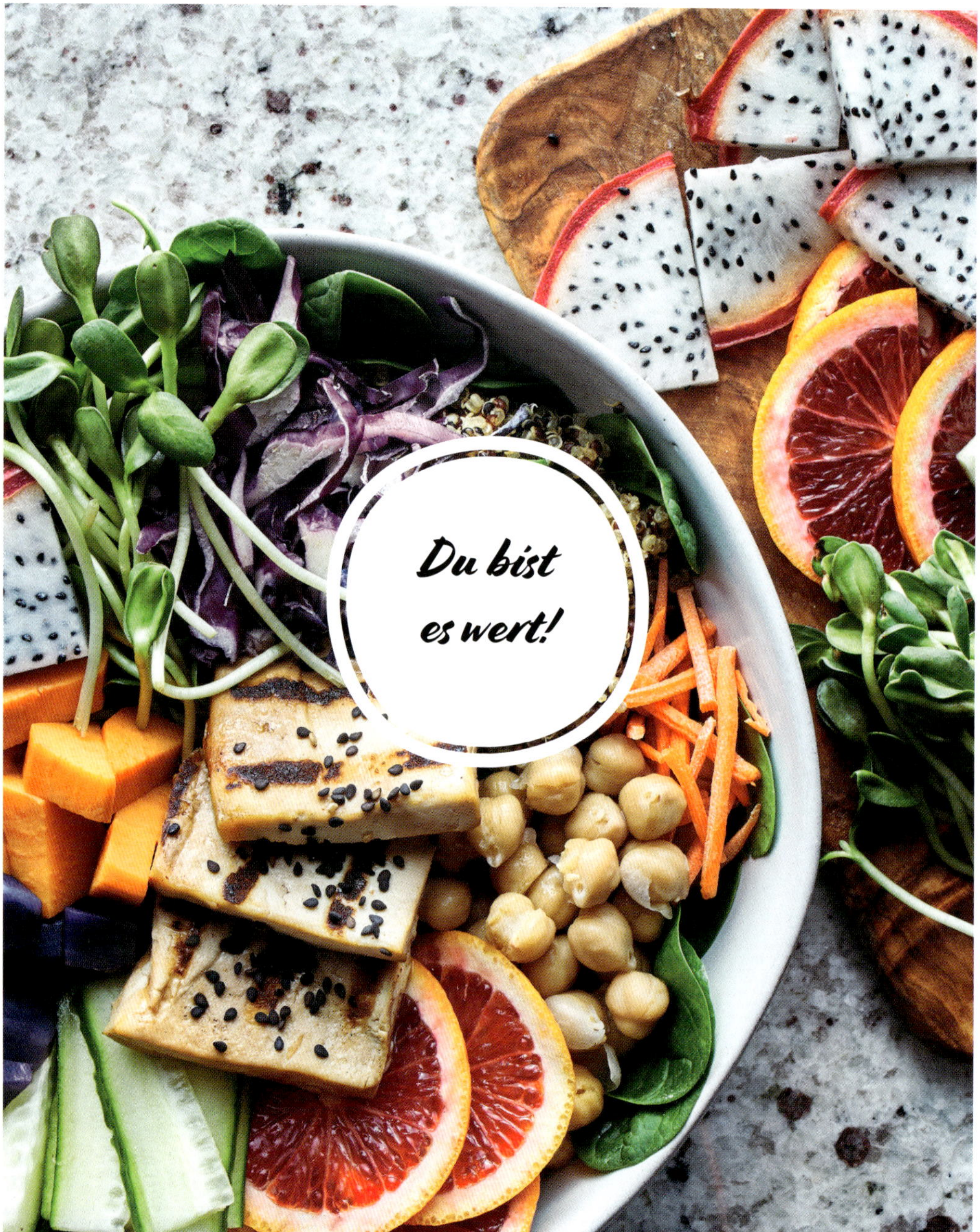
Du bist
es wert!

1. Lebensmittel und Ernährung heute

Wir haben heute viel höhere Erwartungen an unsere Nahrung als frühere Generationen. Denn wir leben in einer Zeit des Luxus, in der uns nur unser Geldbeutel dabei limitieren kann, was und wieviel wir essen. Im Unterschied zu früher steht uns heute eine sehr große Auswahl an Nahrungsmitteln fast jederzeit zur Verfügung. Wir müssen also wählen und uns entscheiden. Außerdem soll Essen nicht nur satt machen, sondern auch appetitlich aussehen, duften und schmecken. Zugleich erwarten wir, dass es unserer Gesundheit gut tut. Und nicht zuletzt sollen die Lebensmittel lange haltbar, einfach zuzubereiten und bezahlbar sein. Andererseits verfügen wir heute über neue Erkenntnisse über die Inhaltsstoffe unserer Nahrung und ihr Zusammenspiel mit unserer Gesundheit. Da dieses Wissen nicht nur einem engen Kreis von Fachleuten, wie Ärzten, Biologen, Ernährungswissenschaftlern oder Heilpraktikern zur Verfügung steht, sondern dank moderner Kommunikationstechnik im Web oder per App immer und überall zugänglich ist, legt es uns auch die Verantwortung in die Hand, es in unser Leben und unsere täglichen Entscheidungen zu integrieren.
In diesem Kapitel wollen wir uns mit dem Wert unserer Nahrung beschäftigen und schenken vor allem den pflanzlichen Lebensmitteln besondere Beachtung.

1.1. Multitalent Pflanze

Die Pharmazeutische Biologie beschäftigt sich mit der Vielfalt von Pflanzen und der Frage, welche evolutionären Anpassungen Pflanzen im Verlauf von Jahrmillionen durchlaufen haben.

Pflanzen leben in einer stressvollen Umwelt: Sie benötigen Wasser, Licht, Raum und Nährstoffe und stehen dabei im Wettbewerb mit anderen Pflanzen, da diese Ressourcen oft knapp sind. Pflanzen stehen zudem unter einem hohen Feinddruck durch Bakterien, Pilze und Viren sowie durch Pflanzenfresser. Pflanzen haben kein erworbenes Immunsystem, wie wir es besitzen, sondern mussten eine eigene Lösung finden, zumal Mikroorganismen schon existierten, als Pflanzen sich noch entwickelten. Pflanzen können auch vor tierischen Feinden nicht fliehen.

Als universelle Reaktion auf Mikroorganismen und Pflanzenfresser haben Pflanzen die Fähigkeit entwickelt, Wirkstoffe, wir nennen sie auch sekundäre Pflanzenstoffe, zu produzieren und zu speichern, durch die sie sich schützen können. Gegen mikrobielle Infektionen setzen sie die in allen Pflanzen vorkommenden Polyphenole (Flavonoide, Phenylpropane, Gerbstoffe) und Terpene ein; tierische Feinde werden durch Neurotoxine, wie Alkaloide, Herzglykoside oder diverse andere Sekundärstoffe, abgeschreckt oder vergiftet. Diese sekundären Pflanzenstoffe werden in komplexen Gemischen gebildet, die an verschiedenen Stellen in einem Mikroorganismus oder Tier gleichzeitig angreifen und häufig zwar wirksam, dabei aber wenig selektiv sind.

Das für die Arzneimittelkunde und die Ernährungswissenschaft wichtige Ergebnis ist, dass wir in Pflanzen Wirkstoffgemische vorfinden, die so optimiert wurden, dass sie gegen eine Vielzahl von Krankheiten präventiv oder heilend wirken.

Durch Erfahrung haben unsere Vorfahren herausgefunden, dass man viele Pflanzen gegen Infektionen, Entzündungen, Stoffwechsel- und Verdauungsstörungen nutzen kann. Die moderne Forschung versucht nun zu erkunden, ob sich das Erfahrungswissen mit modernen Labormethoden bestätigen lässt. Wenn ja, kann daraus eine evidenz-basierte Nutzung dieser Pflanzen im Bereich der Medizin

oder Ernährung resultieren.
So untersucht man beispielsweise die Wirkung von bestimmten sekundären Pflanzenstoffen, den Antioxidantien (Radikalfänger), auf zellschädigende freie Radikale, Entzündungen, Alterungsvorgänge und neurodegenerative Erkrankungen. Hier stehen Nahrungspflanzen und solche, die als Nahrungsergänzungsmittel interessant sein könnten, im Vordergrund. Ein weiteres wichtiges Thema der modernen Pflanzenforschung sind Infektionen durch Bakterien, die gegen gängige Antibiotika resistent geworden sind. Auch hier sucht die Forschung nach Naturstoffen mit antiinfektiven Eigenschaften, die allein oder in Kombination mit anderen Wirkstoffen auch multiresistente Bakterien abtöten können. Ebenso der Frage, wie man die Chemotherapie bei Krebserkrankungen durch Sekundärstoffe verbessern kann, geht die moderne Pflanzenforschung nach.
Die Sekundärstoffe der Pflanzen stellen also einen riesigen Schatz an Wirkstoffen zur Verfügung, der erst teilweise sinnvoll in Medizin und Ernährung genutzt wird. Hier bleibt für die Forschung noch viel zu tun.
Festzuhalten bleibt an dieser Stelle, dass die Integration vieler unterschiedlicher Pflanzen in unseren Ernährungsplan, den Körper nicht nur mit essentiellen Vitaminen und Mineralstoffen versorgt, die unser Körper nicht selbst herstellen kann, sondern auch mit diversen sekundären Pflanzenstoffen, die einen positiven Einfluss auf unsere Gesundheit haben.

1.2. Mangel trotz Überfluss

„Du bist, was du isst“, sagt man. Bist du also Feinschmecker oder liebst du Fastfood? Genießt du schon den Einkauf, wählst deine Zutaten sorgfältig aus, verarbeitest sie mit exklusiven Werkzeugen aus aller Herren Länder, um sie dann im illustren Kreis deiner Kochfreunde an dekoriertem Tisch zelebrierend zu genießen? Oder muss es bei dir schnell gehen, weil du andere Prioritäten hast, im Stress bist, versuchst viele Dinge unter einen Hut zu bringen und somit lieber zum Fertiggericht aus der Tiefkühltruhe greifst, das du dann so nebenbei am PC in dich hineinschaufelst? Mal ehrlich, die meisten von uns sind weder ausschließlich Feinschmecker noch ganz und gar Verfechter der schnellen Küche.

Dabei lohnt es sich schon, sich genau mit unseren Lebensmitteln, ihrer Lagerung und Zubereitung auseinanderzusetzen, wenn wir unser Leben genießen, möglichst lange fit und leistungsfähig bleiben, von Krankheiten verschont und vor allem gesund leben wollen.

Dass Fertigprodukte und stark verarbeitete Lebensmittel der Gesundheit häufig nicht gerade zuträglich sind, dürfte inzwischen allgemein bekannt sein. Die Nährstoffe ihrer Zutaten nehmen bei diversen Prozessschritten der industriellen Verarbeitung ab. Stattdessen werden diese Lebensmittel mit Bindemitteln, Geschmacksverstärkern, Verdickungs- und Farbstoffen, Zucker, diversen Fetten sowie Enzymen versehen. Sie sehen dadurch oft appetitlich aus, sind lange haltbar oder können einfach dem Preisdruck unserer Billig-Mentalität besser standhalten. Wer sich überwiegend mit Fertigprodukten ernährt, läuft Gefahr, Antibiotikaresistenzen, Lebensmittelallergien, Allergieschübe durch versteckte Inhaltsstoffe, Nährstoffmangel, Diabetes, Übergewicht und eine eingeschränkte Leistungsfähigkeit zu erwerben oder zu entwickeln.

Doch auch wer gern und oft zu frischem Obst und Gemüse greift und seine Speisen selbst zubereitet, ist längst nicht auf der sicheren Seite. Denn bis das Obst und Gemüse auf unseren Teller kommt, hat es oft lange Transportwege zurückgelegt. Es wurde gespritzt, gedüngt, gezüchtet oder auf ausgelaugten Böden in riesigen Monokulturen angebaut. Damit verlieren auch frische und unverarbeitete Lebensmittel ihren Gehalt an Vitaminen, Mineralstoffen,

Spurenelementen und sekundären Pflanzenstoffen, die unser Körper so dringend benötigt, um gesund und funktionsfähig zu sein.
Auch die Landwirtschaft ist eine Industrie, die unter Kostendruck produziert. Die industriellen Landwirte sind gezwungen, das Maximum aus den Böden herauszuholen. Zwar führen sie viel Dünger auf die Felder, doch damit ersetzen sie nur eine kleine Zahl der darin ursprünglich enthaltenen Nährstoffe. Einige Mineralien wie Selen – wichtig zur Vorbeugung gegen Krebs – sind in vielen Böden kaum mehr vorhanden. Selbst biologisch produzierte Früchte und Gemüse enthalten heute viel weniger Vitamine und Spurenelemente als noch vor wenigen Jahrzehnten. Während in 100 Gramm Brokkoli zum Beispiel 1985 noch 47 Milligramm Folsäure enthalten war, konnten bei einem Testkauf in einem deutschen Supermarkt zehn Jahre später gerade noch 23 Milligramm Folsäure nachgewiesen werden, also nur noch die Hälfte. Folsäure gehört zu den B-Vitaminen und wird unter anderem in Verbindung gebracht mit der Vorsorge gegen Missbildungen bei der Geburt und gegen Krebs.
Insgesamt kann man davon ausgehen, dass infolge von nicht nachhaltiger Landwirtschaft in allen Industrieländern der Vitamin- und Mineralstoffgehalt bei Obst und Gemüse in den letzten 60 Jahren um etwa 50 % (Mittelwert) abgenommen hat. Auch ohne Nährstoffverluste beim Einkaufen, Transport, Lagern und der Zubereitung der Nahrung könnte es zunehmend schwierig werden, sich gesund zu ernähren. US-Mediziner Al Sears stellte dazu die Hypothese auf: „Sie müssen heute zehnmal so viel Obst und Gemüse essen, um die gleiche Menge an Vitaminen und Mineralstoffen wie vor 50 Jahren zu bekommen.“ Der wachsende Einsatz an Nahrungsergänzungsmitteln hat unter anderem hier seinen Ursprung.
In immer mehr Lebensmitteln ist immer häufiger immer weniger „drin“. So können wir zwar einen vollen Bauch

haben, aber dennoch auch in unseren Wohlstandsgesellschaften arm an Vitalstoffen sein.
Laut dem 13. DEG-Ernährungsbericht der Deutschen Gesellschaft für Ernährung e. V., herausgegeben 2017, ist der Anteil der übergewichtigen Deutschen steigend. 59 % der Männer und 37 % der Frauen weisen demnach Übergewicht auf. Als Gründe hierfür werden eine zu energiereiche Ernährung bei zu geringer Bewegung angegeben.
Eine der Lösungen für dieses große Problem ist der Kauf von biologisch erzeugten Nahrungsmitteln.
Eine andere Lösung bieten hochwertige Nahrungsergänzungsmittel. Dies sind solche, die alle Vitalstoffe in einer geeigneten Zusammensetzung und Dosierung enthalten und zusätzlich vom Körper gut verwertet werden können. Wir werden später noch darauf eingehen.
Die folgenden Kapitel sollen dir relevantes Wissen liefern, wie du einen Mangel an Vitalstoffen vermeiden und deine Ernährung so gestalten kannst, dass sie gesundheitsfördernd und krankheitsvermeidend wirkt.

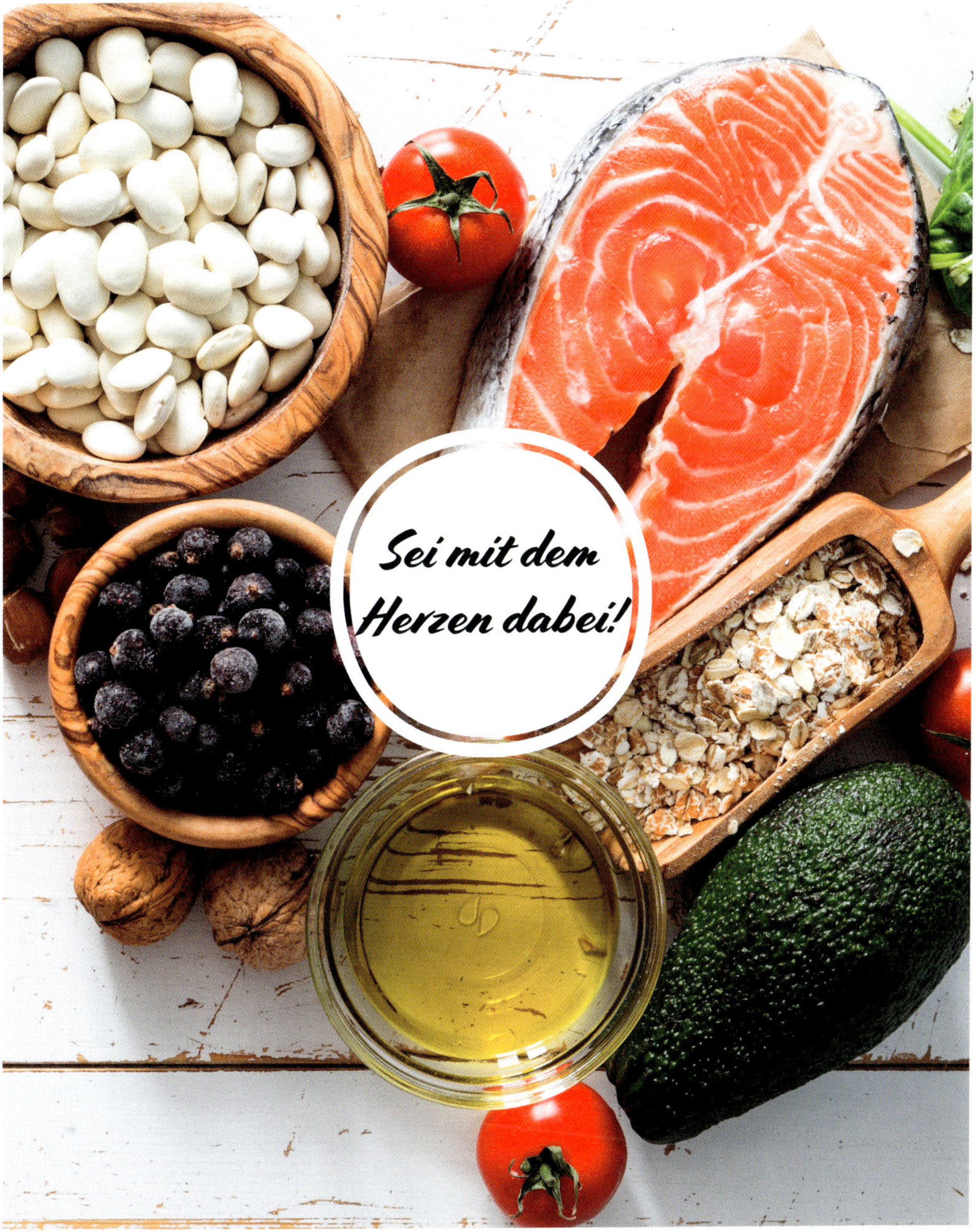
Sei mit dem
Herzen dabei!

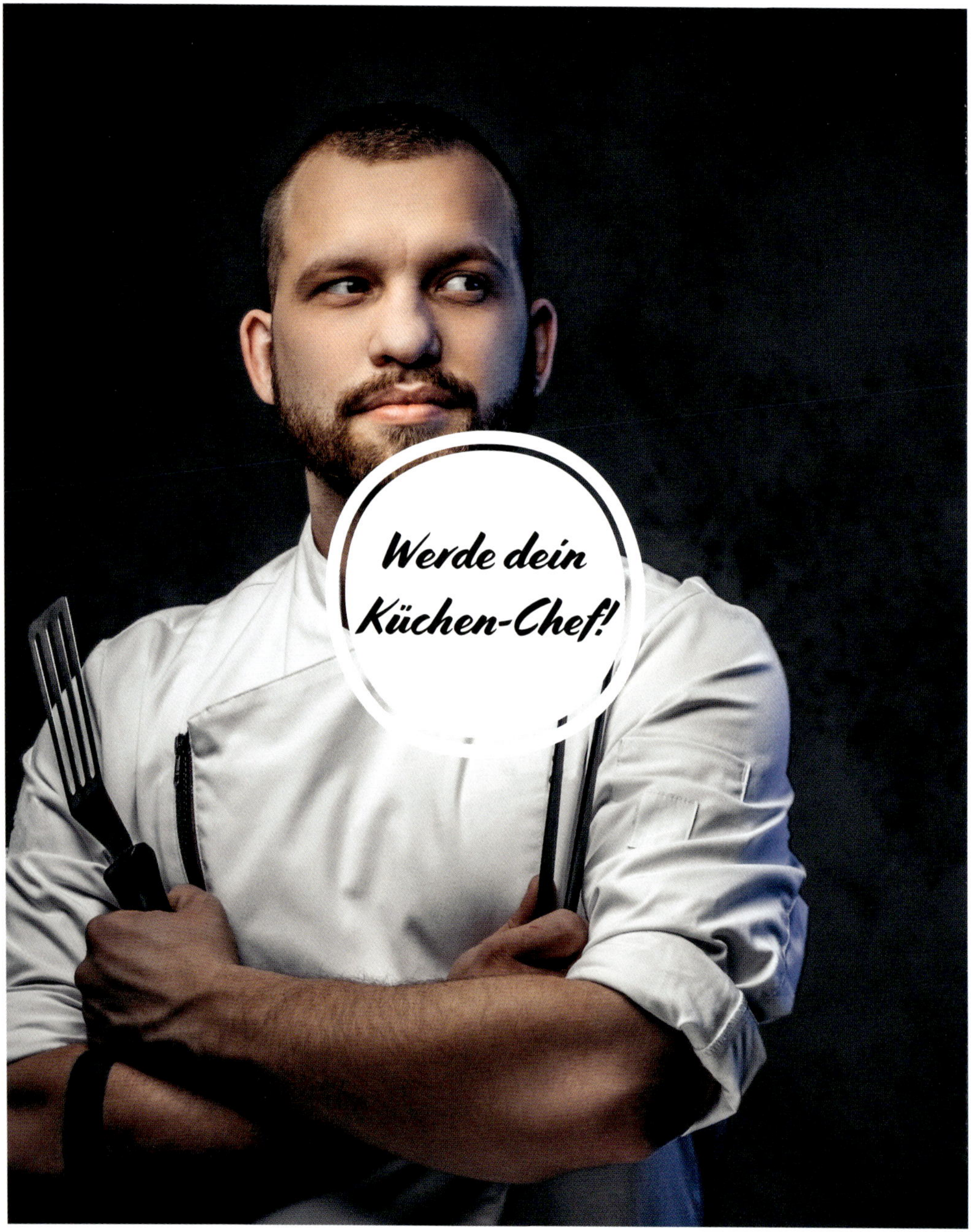
Werde dein
Küchen-Chef!

2. Das Ruder selbst übernehmen

Eine unangenehme Wahrheit über uns ist: Wir geben gern anderen die Schuld für unangenehme Dinge. Das ist menschlich verständlich, verstellt uns aber den Blick auf uns selbst und unsere eigenen Fehler.
Dies gilt auch für das Thema Ernährung: Die „böse" Agrarchemieindustrie belastet Mutter Natur mit den „schädlichsten" Düngemitteln (Beispiel Glyphosat), die Landwirte denken nur an ihren „Profit" und sprühen diesen „Dreck" „schamlos" in großen Mengen auf die Felder und Lebensmittelindustrie und -handel sorgen durch ihren „Transport-Wahnsinn" und die zunehmende Verarbeitung der Nahrung dafür, dass deren Qualität immer weiter abnimmt, sodass am Ende der Begriff „Fast Food" am ehesten mit „fast Essen" übersetzt werden könnte.
Vielleicht ist das tatsächlich eine passende Beschreibung und wer die Welt schwarz-weiß sieht, gibt sich damit gern zufrieden. Die anderen haben Schuld und man selbst kann da leider nichts machen. Was wir vergessen, ist unsere eigene Rolle in diesem Spiel. Auch wir selbst sind es, die durch unsere Gewohnheiten bei der Nahrungsmittelauswahl, beim Einkaufen, beim Transport nach Hause, bei der Lagerung und nicht zuletzt bei der Zubereitung der Lebensmittel ebenso unseren Teil dazu beitragen, die Qualität der Nahrung verringern oder auch verbessern können.
Im Folgenden erfährst du, was du tun kannst, um die gröbsten persönlichen Fehler zu vermeiden und wie du mit wenigen einfachen Verhaltensänderungen „wertvollere" Nahrung auf den Teller bekommst.

2.1. Warum Lebensmittel Nährstoffe verlieren

Für unseren Körper sind einige Nährstoffe essentiell. Sie müssen über die Nahrung aufgenommen werden und können nicht selbst produziert werden. Dazu zählen mehrfach ungesättigte Fettsäuren, essentielle Aminosäuren, Mineralstoffe und vor allem Vitamine. Wie können wir diese Nährstoffe nutzbar machen und erhalten?
Die wichtigsten „Nährstoffkiller" beim Einkaufen, Lagern und Zubereiten von Lebensmitteln sind Luft, Wärme, Licht und Wasser. Stark betroffen hiervon sind unter anderem Vitamin K, Vitamin C und alle B-Vitamine.
Vitamin K – wir brauchen es vor allem bei der Blutgerinnung und Wundheilung – ist sehr lichtempfindlich und wird rasch zerstört, wenn zum Beispiel Salat oder Spinat länger dem Licht ausgesetzt sind.
Fast alle B-Vitamine reagieren negativ auf Wasser und Wärme. Wer seinen knackfrischen und bereits zerkleinerten Salat – vielleicht, weil er beim Kaufen sehr sandig oder erdig war, nicht nur kurz mit Wasser säubert, sondern zehn Minuten lang ausgiebig „wässert", der hat in dieser Zeit die B-Vitamine teilweise „herausgewaschen". Du kannst den Salat dann zwar noch essen, weil er wahrscheinlich immer noch lecker schmeckt, aber was du dann isst, enthält kaum noch wertvolle B-Vitamine.
Vitamin C schließlich ist allgemein das empfindlichste und am schnellsten zerstörbare Vitamin. Es zerfällt an der Luft, im Licht, in Wärme und im Wasser.
Dies ist der Grund, warum Orangensaft so häufig in dunkelbraunen Flaschen verkauft wird. Auch Kartoffeln enthalten sehr viel Vitamin C und schon unsere Großeltern wussten, dass man Kartoffeln am besten kühl, trocken und dunkel lagern sollte – wie früher im guten alten „Kartoffelkeller". Den gibt es heute meistens nicht mehr, weswegen das Thema Lagerung später noch zur Sprache kommen wird.

Nehmen wir das Beispiel Paprika: Der Vitamin-C-Gehalt von Paprika ist doppelt so hoch wie der von Orangen. Eine normalgroße grüne Paprika wiegt etwa 200 g und enthält ca. 200 mg Vitamin C, eine gleichschwere rote Paprika sogar bis zu 300 mg. Eine erwachsene Frau hat einen Tagesbedarf von 95 mg, für Männer sind 110 mg empfohlen. Eine rote Paprika deckt also im Mittel den Vitamin-C-Bedarf für 2–3 Tage.
Toll, denkt man da – und vergisst, dass eine Paprika, die fünf Tage in der Obstschale dem Licht ausgesetzt war, 90 % ihres Vitamin-C-Gehalts verloren hat. Wenn dann ein männlicher Raucher oder eine stillende Mutter, die beide einen um 50 % erhöhten Vitamin-C-Bedarf haben, denken: „Jetzt muss ich mal etwas ganz Gesundes essen.", und diese fünf Tage alte Paprika dann sogar komplett verzehren, haben sie trotzdem nur 20–25 % ihres Tagesbedarfs an Vitamin C gedeckt. Schade eigentlich!
Salat, Kartoffeln, Paprika – dies sind nur einige einfache Beispiele, die das Problem verdeutlichen sollen. Deshalb werden wir im Anschluss einfache, leicht zu merkende Grundregeln darstellen, die du beim Einkaufen, Aufbewahren, Transportieren und Zubereiten von Nahrungsmitteln beachten solltest.

2.2. Smarter einkaufen, transportieren, lagern und zubereiten

Die Konsequenz aus dem schleichenden Qualitätsverlust ist offensichtlich: Wenn schon der Nährstoffgehalt der Nahrung in den letzten 50 Jahren alarmierend gesunken ist, dann können wir uns auf keinen Fall zusätzliche Fehler beim Einkaufen, Transport, Lagern und bei der Zubereitung von Nahrungsmitteln leisten.
Wenn wir uns mit dem Gedanken anfreunden, dass sich nicht auch noch unsere eigenen negativen Gewohnheiten im Umgang mit Nahrungsmitteln zu den fremdverursach-

ten addieren sollten, macht es Sinn, einen Blick auf unsere Gewohnheiten zu werfen.

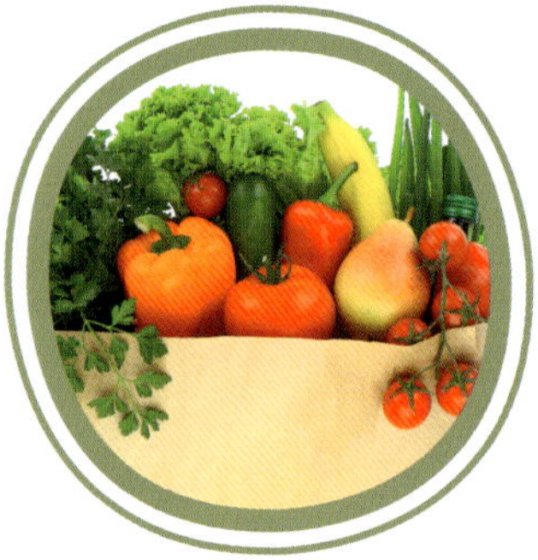

Lebensmittel vor Luft, Wärme, Licht und Wasser schützen!

2.2.1. Der smarte Einkauf

Der gesündeste Obst- und Gemüseeinkauf auf dem Bauernhof oder im Bioladen ist nutzlos, wenn du anschließend den Einkauf im Kofferraum spazieren fährst und die Lebensmittel der Luft, dem Licht und – vor allem im Sommer – der Wärme ausgesetzt sind. Eine Einkaufstasche aus Isoliermaterial (z. B. Kühltasche oder Kühlbox) sollte, je nach Außentemperatur mit Kühlelementen versehen, bei jedem größeren Einkauf mit an Bord sein.

Grundregel: Halte die Unterbrechung der Kühlkette bei allen Produkten aus dem Kühlregal so kurz wie möglich und lasse sie bei gekühlten Lebensmitteln am besten gar nicht entstehen. Vom Kühlregal sollten z. B. Milchprodukte direkt in die Kühlbox wandern, dann an der Kasse kurz scannen lassen und anschließend wieder in die Box. Das ist nicht schwierig, sondern nur eine Gewohnheit, die man einfach umsetzen kann.

Bei der Auswahl der Lebensmittel sollte man grundsätzlich auf lichtgeschützte Verpackung achten: Orangensaft kaufst du besser in einer dunklen Flasche oder im Getränkekarton (Tetra Pak) als in der farblosen Glasflasche (wegen des Abbaus von Vitamin C im Tageslicht) – es sei denn, du trinkst die Flasche noch am gleichen Tag. Auch alle Arten von Ölen (Olivenöl, Sonnenblumenöl etc.) sollten immer in dunklen Flaschen gekauft werden, da sie wegen der Autoxidation der Fettsäuren sonst sehr schnell ranzig werden.

Ein Problem – nicht nur für die Umwelt – ist der Transport von Obst und Gemüse in unzähligen kleinen Plastiktütchen, die an allen Gemüsetheken immer noch kostenlos zu haben sind. Wenn dann zu Hause die Plastiktütchen mit dem Salat länger stehen bleiben, gehen zuerst die Vi-

tamine verloren, einen Tag später schmeckt er dann auch nicht mehr.
Hierzu ein Vorschlag: Alle Obst- und Gemüseprodukte können in Papiertütchen (die kleinen dreieckigen gibt es in fast allen Supermärkten) gekauft und transportiert werden. Zu Hause sollten sie dann in ein feuchtes Tuch, z. B. ein unbenutztes Geschirrtuch, verpackt im Gemüsefach im Kühlschrank aufbewahrt werden. Hier sind sie lichtgeschützt und kühl gelagert. So haben es unsere Mütter und Großmütter schon früher mit allen Salatsorten, mit Spargel oder auch vielen Obstsorten gehandhabt. Und sie haben dann natürlich diese Tücher nicht mit einem Weichspüler gewaschen, der sich negativ auf den Geschmack auswirken würde.
Ein anderes Thema, das uns am Herzen liegt: Viele Verbraucher scheinen immer weniger Zeit für die Nahrungszubereitung zu haben. Da trifft es sich vermeintlich gut, dass in fast allen Supermärkten seit einigen Jahren auch Obst und Gemüse angeboten wird, das bereits geputzt, gewaschen und mundgerecht zerkleinert ist. Leider ist dieses auch extrem anfällig für Keime aller Art – vom Vitaminverlust natürlich ganz zu schweigen. Ganze Salatblätter beispielsweise haben genauso wie unzerteiltes Obst einen natürlichen Schutz gegen das Eindringen von Keimen (z. B. Schimmelpilzen). Im Moment der Zerkleinerung treten aber Zellsäfte aus, die Keime anziehen, welche sich sehr schnell vermehren können. Außerdem werden die zerkleinerten Obst- und Gemüsesorten im Supermarkt in portionsgerechten Plastikverpackungen angeboten. Durch die sich ansammelnde Luftfeuchtigkeit auf der Innenseite der Plastikfolie wird das Wachstum der Keime weiter begünstigt. Der Verband für Ernährung und Diätetik rät deshalb Schwangeren sowie alten und kranken Menschen, auf bereits zerkleinertes Obst und Gemüse gänzlich zu verzichten.

Tipp! Falls du dich gesund und damit abwehrstark fühlst und auf mundgerecht zubereitetes Obst und Gemüse aus dem Supermarkt nicht verzichten möchtest, dann solltest du konsequenterweise dieses zu Hause noch einmal abwaschen. Etwa 90 % der enthaltenen Keime werden durch einfaches Waschen mit kaltem Wasser weggespült. Was den Gehalt an Mineralstoffen, Vitaminen und sekundären Pflanzenstoffen angeht, geht allerdings nichts über die ganze Frucht, weshalb ganzes Obst und Gemüse dem zerkleinerten immer vorzuziehen ist.

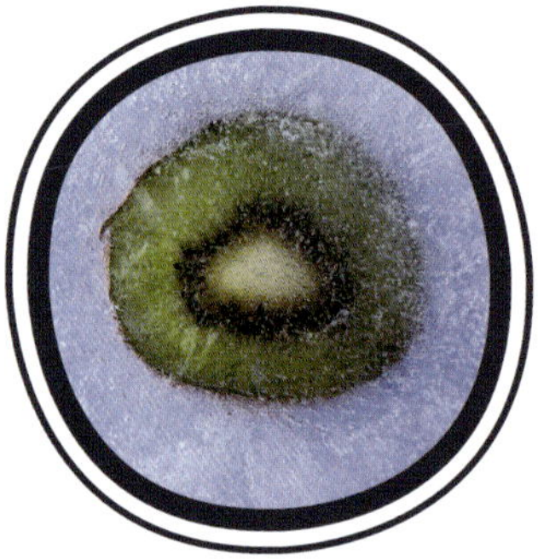

Obst und Gemüse beim Transport vor Druck schützen!

2.2.2. Der smarte Transport

Beim Transport vom Supermarkt, Bioladen oder auch vom Wochenmarkt sollte es nicht an Platz mangeln. Du benutzt besser zwei große Taschen, halb befüllt, als eine einzige, die randvoll bepackt ist. Interessant ist, dass nicht nur zerquetschtes, sondern auch nur starkem Druck ausgesetztes Obst und Gemüse (ohne sichtbare Druckstellen) Vitamine verliert und Oxidationsprozessen unterliegt.
Spätestens im Auto solltest du insbesondere im Sommer eine Tasche aus Isoliermaterial, eine Kühltasche oder Kühlbox bestenfalls mit Kühlelementen parat haben, um deine Einkäufe während des Transports kühl zu halten.
Für das gesamte Thema Transport gilt: Je schneller, umso besser, zumindest, was den „Rückweg" anbelangt. Unser Tipp: In Ruhe hinfahren, mit Ruhe und Bedacht die Lebensmittel auswählen, dann schnell einpacken und sofort heimfahren, um zu Hause so schnell wie möglich alles auszupacken und zu verstauen.
Wenn du zusätzlich bereits beim Einkauf lokal produzierte Lebensmittel bevorzugst, stellst du sicher, dass deine Ware nicht bereits eine Weltreise hinter sich hat, wenn sie in dei-

ner Tasche landet. Viele Lebensmittel und Nahrungspflanzen werden um den halben Erdball verschickt, obwohl sie auch aus regionalem Anbau zur Verfügung stehen. Nicht nur die Umwelt leidet durch die langen Transportwege, auch die Qualität der Nahrungsmittel nimmt dabei ab.

2.2.3. Die smarte Lagerung

Für die eingekauften Lebensmittel gelten, was das Verstauen anbelangt, folgende Grundprinzipien:

1. Raus aus der Wärme! Lebensmittel so kühl wie möglich lagern!

2. Weg vom Licht! Alles so dunkel wie möglich aufbewahren!

3. Wenig Feuchtigkeit zulassen! Alle Nahrungsmittel so trocken wie möglich lagern!

4. Weg von der Luft! Die Lebensmittel müssen nicht luftdicht, sollten aber mit möglichst wenig Kontakt zur Außenluft aufbewahrt werden.

Exkurs: Kartoffel
Ein schönes Beispiel für Missverständnisse beim Umgang mit Lebensmitteln sind Kartoffeln. Diese verlieren bei Raumtemperatur pro Monat zwar nur 15 % ihres Vitamin-C-Gehalts, dafür beginnen sie im Licht innerhalb weniger Tage zu keimen und verlieren Geschmacks- und Vitalstoffe.
Kartoffeln reagieren am schnellsten mit Nährstoffverlust, wenn sie im Beutel irgendwo in einem lichtzugänglichen Küchenschrank aufbewahrt weden. Genauso schlecht ist die Lagerung auf der Terrasse oder im Carport, wo sie

ggf. Licht und Feuchtigkeit ausgesetzt sind, was schnell zu Fäulnisbildung führt.
Optimal ist eine Lagerung in einem luftundurchlässigen Gefäß (ggf. kann man offene Gefäße auch mit Papier oder Jutesäcken abdecken) in einem trockenen und kühlen Raum (Temperatur < 15 Grad). Falls kein Kellerraum zur Verfügung steht, kann dies auch eine Garage sein, wenn diese keine Fenster hat und die Garagentür überwiegend geschlossen ist.
Wer größere Mengen ggf. über Wochen und Monate einlagern möchte, darf eine Lagertemperatur von max. 5 Grad nicht überschreiten, um Keimung zu verhindern. Man benutzt dazu am besten eine „Kartoffelhorde“, die für 40–50 Euro in jedem Baumarkt zu kaufen ist. Die eingelagerten Kartoffeln sollten am besten noch Reste von Erde enthalten. Dies ergibt einen zusätzlichen Konservierungseffekt. In der Regel sind die im Discounter gekauften „blitzsauberen“ Kartoffeln sehr stark mit fäulnishemmenden Chemikalien wie Chlorpropham, Imazalil und Thiabendazol konserviert. Der verräterische Zusatz auf dem Etikett lautet „nach der Ernte behandelt“. Die sauberen Kartoffeln sind im Supermarktregal zwar optisch ansprechender, aber besser kaufst du die, an denen noch die Erde „klebt“.
Kartoffeln enthalten ursprünglich giftige Steroidalkaloide. Der Alkaloidgehalt der Zuchtsorten ist sehr niedrig, sodass Kartoffeln ohne Bedenken verzehrt werden können. Lagern Kartoffeln im Licht, so werden sie nicht nur grün, sondern bilden verstärkt neue giftige Alkaloide. Grüne Kartoffeln dürfen daher nicht verwendet werden. Um den Alkaloidgehalt weiter zu reduzieren, werden Kartoffeln traditionell geschält, da in der Schale fast 80–90 % der Alkaloide sitzen. Das Kochen in Salzwasser entfernt die restlichen Alkaloide.

Tipp! Kartoffeln sollten übrigens keinesfalls in der Nähe von Äpfeln und Tomaten aufbewahrt werden, da beide das Reifungsgas Ethylen ausströmen, was die Keimung der Kartoffeln beschleunigt.

Manche Lebensmittel solltest du streng von anderen trennen, da sie sich bei der Lagerung negativ beeinflussen können. Reifende Früchte wie Äpfel, Birnen oder Kirschen, aber auch Gemüse wie Tomaten setzen Ethylen frei. Ethylen unterscheidet sich von den anderen Pflanzenhormonen dadurch, dass es gasförmig ist. Daher ist es nicht nur als Botenstoff innerhalb eines Individuums aktiv, sondern kann auch Exemplare beeinflussen, die im selben Korb oder Fach liegen. So löst Ethylen eine wahre Kettenreaktion aus, wenn es mit benachbarten Früchten in Kontakt kommt. Es regt dort nämlich ebenfalls die Produktion von Ethylen an und sorgt dafür, dass diese vorzeitig reifen. So werden zum Beispiel Bananen, wenn sie direkt neben Äpfeln (oder Tomaten) aufbewahrt werden, schneller braun als wenn sie separat gelagert werden.
Alle Obst- und Gemüsesorten sollten trocken, kühl und dunkel aufbewahrt werden, gehören also am besten ins Gemüsefach des Kühlschranks. Hier sind sie allerdings anderen „Gefahren“ ausgesetzt, wovon später noch die Rede sein wird.
Einige Obst- und Gemüsesorten solltest du gar nicht erst auf Vorrat kaufen und lagern, sondern möglichst sofort verbrauchen. Diese kaufst du am besten erst an dem Tag ein, an dem du sie auf deinem Speise- oder Küchenplan hast. Spinat verliert zum Beispiel innerhalb eines Tages knapp 60 % seines Vitamin-C-Gehalts. Frischen Spinat sollte man also so schnell wie möglich zubereiten und verbrauchen. Und auch Reste von Tiefkühlspinat haben nach dem Auftauen im normalen Kühlschrank – um sie zum Beispiel für abends aufzubewahren – nichts zu suchen. Vitamin C

ist als einziges Vitamin leider auch sehr kälteempfindlich. Wenn Vitamin-C-haltige Nahrungsmittel eingefroren werden, gehen etwa 30 % des Vitamins C verloren!

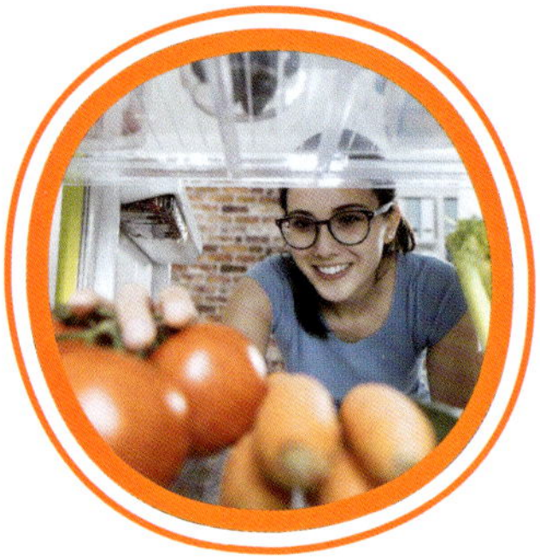

Kühlschrank frei von Keimen halten!

Exkurs: Problemzone Kühlschrank

In vielen Ernährungsratgebern kannst du nachlesen, dass leicht verderbliche Lebensmittel immer im Kühlschrank bei maximal sieben Grad Celsius aufbewahrt werden sollten. Neuere Forschungen haben allerdings nachgewiesen, dass dies zwar eine nährstoffschonende Lagerungsart darstellt, die Keimbelastung häufig aber rekordverdächtig hoch sein kann.

Nach einer Untersuchung der Universität von Arizona (USA), fanden sich die meisten Krankheitserreger im Haushalt nicht auf der Toilette (100 Erreger pro Quadratzentimeter), sondern in der Küche. Auf Arbeitsplatten fanden sie im Schnitt 1000 Keime pro Quadratzentimeter, auf dem Küchenfußboden gar 10.000 und – kaum zu glauben – einsamer Spitzenreiter mit 11,4 Millionen Keimen je Quadratzentimeter war der Kühlschrank! Wie ist das möglich?

Zwei mögliche Ursachen fallen einem direkt ins Auge: Temperatur und Reinigung. Als optimale Kühlschranktemperatur gelten allgemein sieben Grad Celsius. Wer den Kühlschrank wärmer einstellt, riskiert das unkontrollierte Wachstum von Mikroorganismen. Und auch in der letzten Studenten-WG hat es sich mittlerweile herumgesprochen, dass es kein Zeichen von Lässigkeit ist, wenn man bis zum Ende des Studiums mit dem Abtauen und Putzen des Kühlschranks wartet. Trotzdem sind beide Aspekte nicht der Hauptgrund für das Problem. Der Toilettendeckel hat gegenüber dem Kühlschrank einen unschätzbaren Vorteil: Er ist im Normalfall trocken. Hier können sich Bakterien und Keime kaum vermehren. Im Kühlschrank dagegen herrscht insgesamt, vor allem durch das Kondenswasser, ein feuchtes Milieu, in dem sich Keime aller Art wunderbar

ausbreiten können, zumal Nahrungsreste optimale Bedingungen für ein Bakterienwachstum darstellen. Zu nennen sind hier unter anderem Listerien, E. coli-Bakterien und Salmonellen.
Von allen Lebensmitteln im Kühlschrank nehmen vor allem manche Gemüsesorten besonders viele Keime auf. Hervorzuheben sind hier an erster Stelle Salatgurken. Die Bakterien lagern sich direkt an oder dringen in die grüne Schale ein. Salatgurken sollten daher unbedingt immer geschält weiterverarbeitet und gegessen werden. Außerdem entfernen wir durch das Schälen Bitterstoffe, die in der Schale stecken.
Obst und Gemüse sollten immer getrennt von anderen Lebensmitteln im Gemüsefach und Fleisch und Fisch darüber aufbewahrt werden, denn dort befinden sich die kältesten Zonen im Kühlschrank. Wenn der Kühlschrank gereinigt werden soll, dann am besten mit Essigwasser.

Tipp! Die folgenden Lebensmittel solltest du gar nicht im Kühlschrank aufbewahren:
Brot – es wird trocken und schneller schimmelig;
Kartoffeln – die Stärke wandelt sich in Glucose um und sie schmecken nicht mehr;
Zwiebeln und **Knoblauch** verlieren ihren Geschmack und ihr Geruch verteilt sich;
Tomaten und **Basilikum** werden matschig und verlieren den Geschmack;
Honig kristallisiert aus und wird hart;
Kaffee nimmt fremde Gerüche an und verliert sein Aroma.

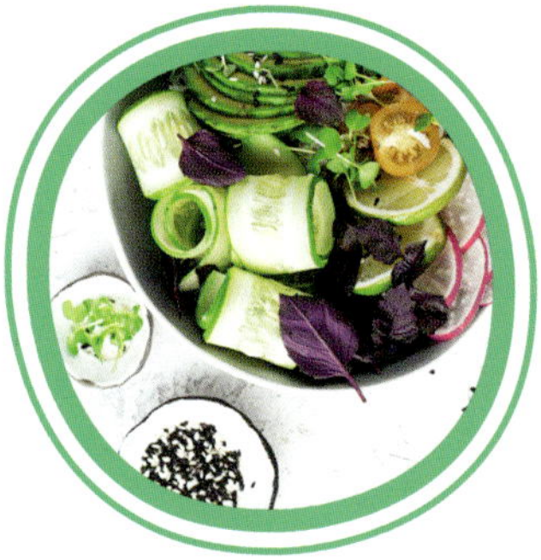

Schonende Zubereitung erhält Nährstoffe!

2.2.4. Die smarte Zubereitung

Für Vitamin C gelten folgende Durchschnittswerte:

Kochen: 50 % gehen verloren
Dämpfen: 30 % Verlust
Dünsten: 25 % Verlust
Aufwärmen gekochter Speisen: Bis zu 75 % Verlust (da ja vorher schon 50 % verloren gegangen waren).

Kartoffeln haben beim Kochen einen geringeren Verlust an Vitamin C (27 %), wenn sie mit Schale gekocht werden. Ohne Schale ist der Verlust direkt doppelt hoch. Wer Angst vor Alkaloiden hat, sollte Kartoffeln jedoch besser schälen. Bei den B-Vitaminen gilt im Prinzip Ähnliches wie bei Vitamin C. Durch Kochen treten hohe Verluste auf, da die Vitamine wasserlöslich sind und ins Kochwasser übergehen. Bei den fettlöslichen Vitaminen treten diese Probleme nicht auf, da sich Fett bekanntlich nicht in Wasser auflöst. Aber auch hier gibt es Verluste, da zum Beispiel Eier beim Kochen etwa 20 % ihres Gehalts an Vitamin A verlieren. Es gibt jedoch auch positive Effekte. So kann z. B. das Betacarotin in pürierten Karotten durch Kochen unter Zugabe von Öl besser aufgenommen werden.
Wichtige sekundäre Pflanzenstoffe, die wir u. a. für die Zellerneuerung, bei der Reduzierung freier Radikale im Darm, der Hemmung bestimmter Krebsvorstufen und für die Bekämpfung von Viren und Bakterien benötigen, sind die Antioxidantien. Zu den wichtigsten zählen Flavonoide, Gerbstoffe, Anthocyane, Alliin, Glucosinolate und Carotinoide. Diese kommen vermehrt in Kohlgemüsen (Brokkoli, Rotkohl, Rosenkohl, Blumenkohl), in Lauchgemüsen (Knoblauch, Zwiebeln, Bärlauch), aber auch in Tomaten, Karotten, Sojabohnen, Petersilie u. a. vor. Für alle Antioxidantien gilt: Da sie durch die Hitze fast aller Garverfahren vermehrt zerstört werden, sollte man täglich auf Rohkost

zurückgreifen, um diese in ausreichender Dosierung aufzunehmen. Bei Tomaten und Karotten kann auch die gekochte Form hilfreich sein, aber nur, wenn diese vorher zerkleinert (püriert) wurden. Rohköstler erreichen übrigens den gleichen Effekt durch intensives Kauen und Zerkleinern von Karotten und Tomaten im Mund!
Jedoch: Nicht alle natürlichen Inhaltsstoffe in Gemüse- und Gewürzpflanzen bekommen uns gut. Denke daran, dass die Pflanze Sekundärstoffe primär als Abwehrstoffe entwickelt hat. Wer einen empfindlichen Darm und Magen hat, ist vermutlich besser beraten, diese Sekundärstoffe durch längeres Kochen zu inaktivieren, auch wenn dabei Vitamine und Antioxidantien zerstört werden. Leider bekommt Rohkost nicht jedem.
Zuletzt werfen wir noch einen Blick auf die Auswirkung des Kochens auf Mineralstoffe und Spurenelemente. Die gute Nachricht zuerst: Hitze kann den mineralischen Stoffen nichts anhaben. Jetzt kommt das Aber: Beim Kochen mit zu viel Wasser gehen viele Mineralstoffe verloren. Betroffen sind vor allem Calcium (bis zu 18 % Calcium-Verlust) und Magnesium (bis zu 27 %). Beim Dünsten mit wenig Wasser sind die Verluste viel geringer, dies ist also die bessere Alternative. Ob Mineralstoffe durch erhitztes Wasser ausgeschwemmt werden, hängt sehr vom jeweiligen Lebensmittel ab. So verliert Spinat durch Kochen in Wasser 72 % seines Kaliums, während es beim Dünsten nur 36 %, also halb so viel sind. Bei grünen Bohnen ist der Unterschied noch krasser: 30 % Kalium-Verlust beim Kochen gegenüber nur 5 % beim Dünsten. In Bezug auf Eisen schließlich gibt es jedoch kaum nennenswerte Unterschiede bezüglich der Garmethode.

Fassen wir zusammen. Du kannst die Nährstoffverluste beim Kochen in sehr kleinen Grenzen halten, wenn du dich an die folgenden Regeln hältst:

1. Besser kurz und hoch erhitzen, als bei niedriger Hitze lange köcheln.

2. Besser dämpfen, dünsten, backen, frittieren und braten als kochen.

3. Wenn gekocht wird, dann das Wasser als Brühe, Sauce oder Suppe verwenden.

4. Wenn das Kochwasser doch weggeschüttet wird, dann das Gemüse besser in ganzen Stücken und mit Schale kochen.

5. Lebensmittel nicht in kaltem Wasser erhitzen, sondern erst ins kochende Wasser geben, um die Nährstoffverluste zu minimieren.

6. Lebensmittel, die reich an Antioxidantien sind, nicht erhitzen, sondern besser als Rohkost verzehren.

Anmerkung: Unter Dünsten verstehen wir ein Garverfahren, bei dem das Essen im geschlossenen Topf mit so wenig Wasser wie möglich erhitzt wird. Unter Umständen reicht es aus, wenn nur der Boden des Topfes mit Wasser bedeckt wird und man, falls nötig, im Garprozess kleine Mengen Wasser dazu gibt. Auf jeden Fall werden mögliche Wasserreste, anders als beim Kochen, nicht weggeschüttet, sondern mitverzehrt.

Tipp! Die Verwendung von geeignetem Kochgeschirr kann dir helfen, gerade durch das Kochen Vitamine „ins Essen zu befördern". Wenn du z. B. eine nicht beschichtete, gusseiserne Pfanne beim Braten von Spiegeleiern oder Kartoffeln benutzt, gehen Eisenatome aus der Pfanne ins Essen über. Ein Vielfaches dieses Effekts und damit einen echten „Eisenschub" erreichst du, wenn säurehaltiges Obst, z. B. Äpfel bei der Herstellung von Apfelmus, in der gusseisernen Pfanne gedünstet werden. Das gleiche Prinzip gilt auch für Kochgeschirr aus Kupfer, mit dem du sogar zu einem kleinen Teil die Tatsache ausgleichen kannst, dass heutige Ackerböden immer weniger Kupfer enthalten.

Tipp! Bestimmte Gewürze haben einen sehr positiven Effekt auf die Aufnahme von Mikronährstoffen und sekundären Pflanzenstoffen. So weiß man inzwischen, dass das im Pfeffer enthaltene Piperin die Aufnahme dieser Stoffe um das 5–20-Fache erhöht. Dafür reicht bereits eine Prise Pfeffer beim Kochen aus. Man geht davon aus, dass eine ähnliche Wirkung auch von Inhaltsstoffen im Ingwer ausgeht.

Die beschriebenen Nährstoffverluste beim Kochen, Backen, Braten und Dünsten legen den Schluss nahe, dass es bei der Zubereitung von nicht erhitzter Nahrung keine Probleme geben würde. Dies ist ein Irrtum, denn auch diejenigen, die anstatt die Nahrung zu erhitzen auf Rohkost schwören, können dabei Fehler machen, die zu einem Verlust von Vitalstoffen in der Nahrung führen.
Hier nur ein sehr interessantes Beispiel über die Zubereitung von Salat (Blattsalat, Eisberg, Romana usw.): Unsere Mütter und Großmütter wussten, dass Salat zerkleinert wird, indem man ihn „zupft" und nicht rupft, reißt oder gar

mit dem Messer schneidet. Obwohl es zeitaufwendiger ist, einen Salatkopf zu zupfen, als ihn mit dem Messer schnell zu schneiden, ist es die bessere, nährstoffschonendere Methode. Mikrobiologische Studien haben mittlerweile nachgewiesen, dass Salat, der gezupft wird, entlang der kleinen Äderchen des Salatblattes auseinanderreißt. Aus diesen treten durch das Zupfen keine oder kaum Nährstoffe aus, während beim Reißen oder Schneiden die Lebensadern des Salatblattes zerrissen werden und einerseits Vitamine und Vitalstoffe verstärkt austreten und anderseits Keime und Bakterien vermehrt in den Salat hineingelangen.

Einige Nahrungsmittel muss man wiederum länger kochen, damit sie besser bekömmlich werden. Das gilt beispielsweise für fast alle Hülsenfrüchte, die oft Lektine und Oligosaccharide enthalten. Diese können Verdauungsstörungen hervorrufen. Durch Kochen können diese störenden Wirkstoffe jedoch weitgehend inaktiviert werden.

Damit bestätigt heute die moderne Wissenschaft einmal mehr das intuitive Wissen, das traditionelle Köchinnen und Köche schon längst hatten.

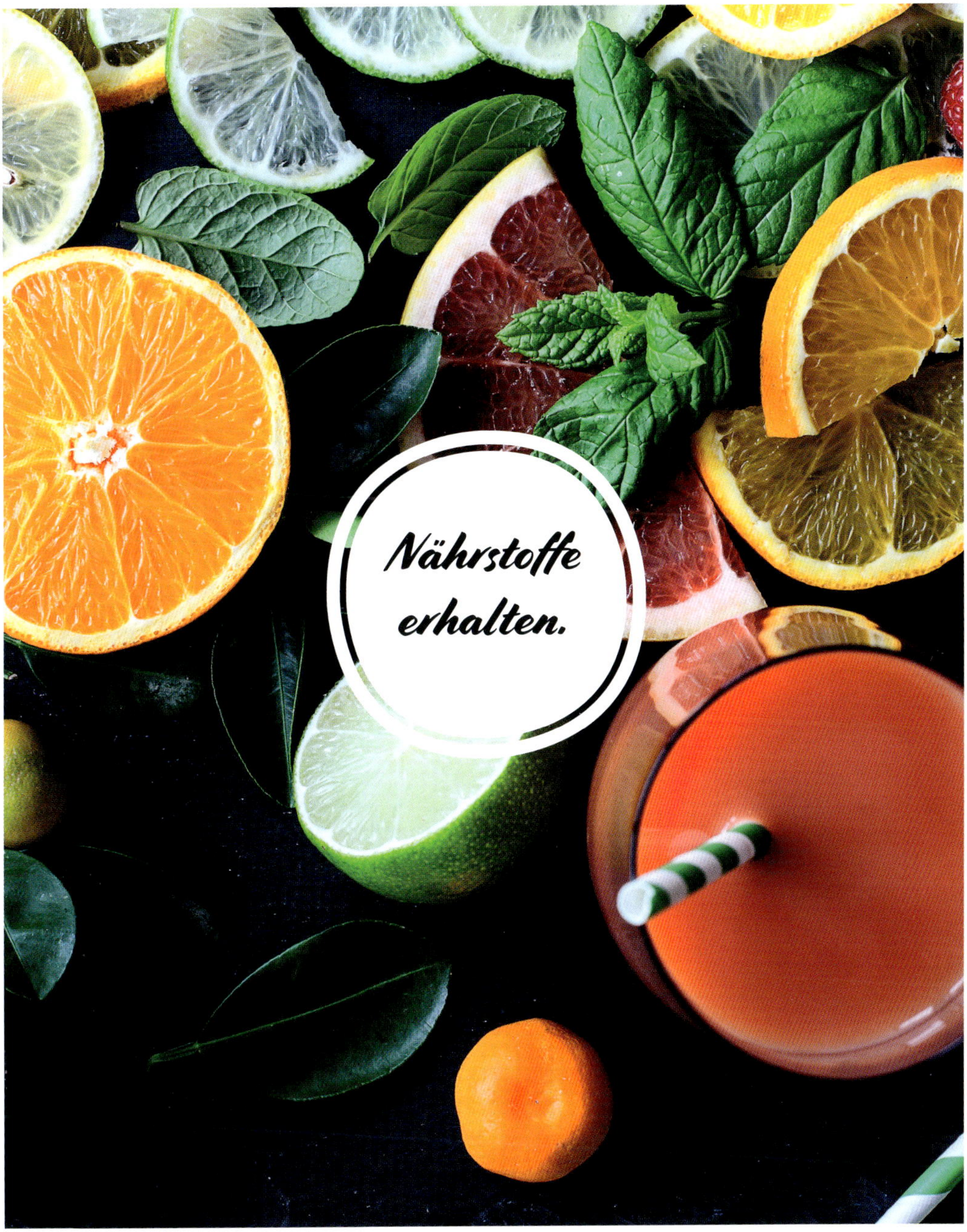
Nährstoffe
erhalten.

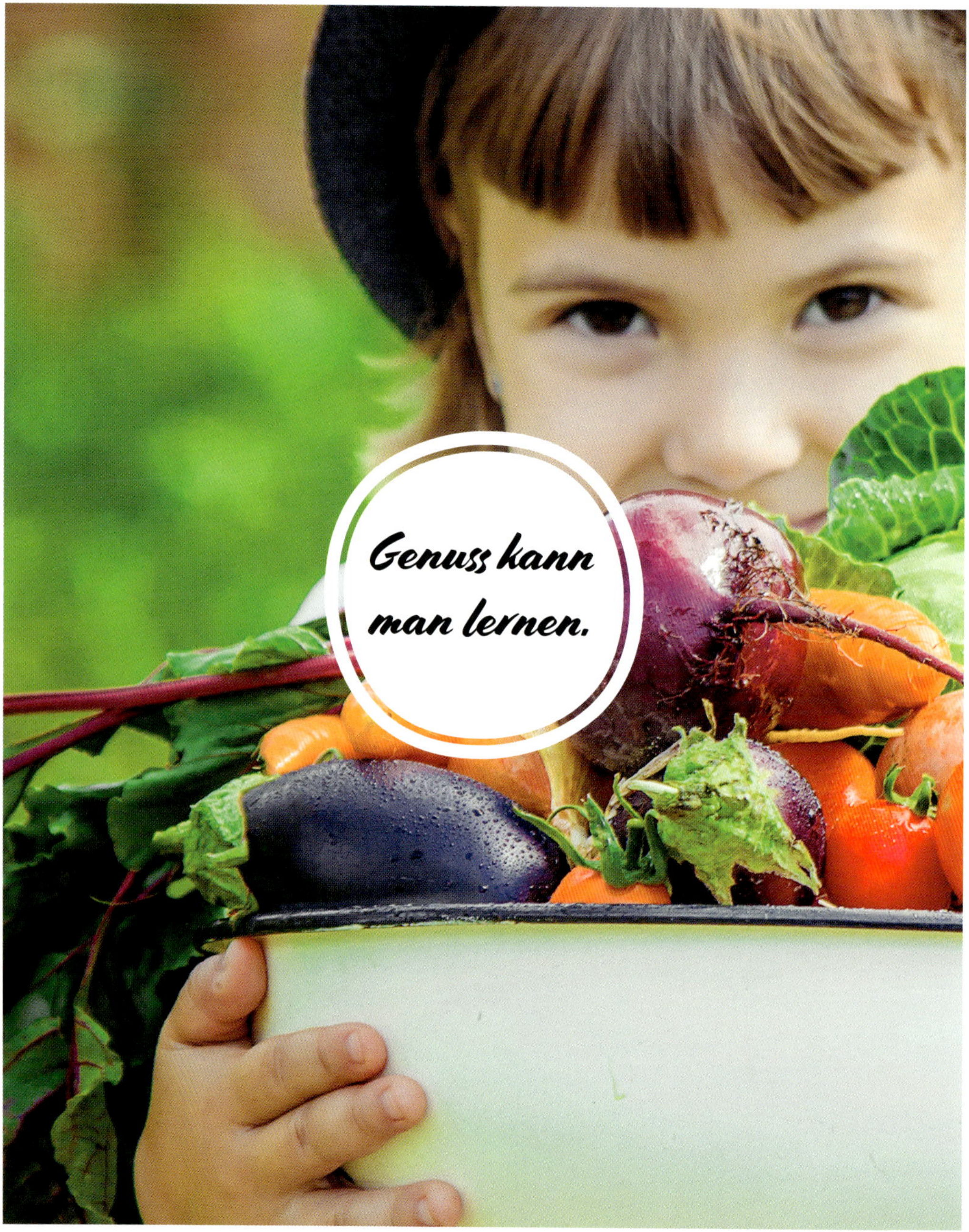
Genuss kann
man lernen.

3. Prof. Dr. Andrea Maier-Nöth: Eltern brauchen mehr Geduld

3.1. Jedes Kind kann gesund und genussvoll essen lernen

Das erste Lächeln, der erste Schritt, das erste Wort... Ein Mensch lernt nie wieder so viel wie in seiner frühesten Jugend. Hinzu kommt, dass was Kinder in den ersten 1000 Tagen erfahren, prägt sie für den Rest ihres Lebens. Dazu zählen insbesondere die Essgewohnheiten. Wer hier die Weichen richtig zu stellen vermag, legt die Grundlage für ein gesundes Leben. Ob Wachstum, Immunsystem oder geistige Entwicklung: Sie alle profitieren maßgeblich von einer gesunden Ernährung.
Doch obwohl die medizinischen Zusammenhänge zwischen Ernährung und Gesundheit weitreichend bekannt sind, stellen ernährungsbedingte Krankheiten wie Adipositas, Diabetes und Herz-Kreislauferkrankungen ein zunehmendes Problem dar. Nur eine möglichst frühzeitige Prävention kann dieser Entwicklung wirksam entgegenwirken.

3.2. Salat statt Pommes: Warum gesundes Essen wichtig ist

Was Hänschen nicht lernt, lernt Hans nur noch schwer

Die Grundlagen für ein gesundes Ernährungsverhalten werden früh gelegt. So ergab eine Studie des Dortmunder Forschungsinstituts für Kinderernährung (FKE), dass die

Lebensmittel- und Nährstoffmuster nach dem zweiten Lebensjahr stabil bleiben. Das heißt: Die Chance, Kinder zu einem gesunden Ernährungsverhalten zu erziehen, ist nie wieder so groß wie in den ersten beiden Lebensjahren. Die Ernährungsgewohnheiten werden wesentlich durch die Familie geprägt. Dabei liegt es in den Händen der Eltern, dem Nachwuchs die Vielfalt der Lebensmittel näherzubringen.

Der Geschmack wird geprägt

Bei der Geburt können Kinder fünf Geschmacksrichtungen unterscheiden: Süß, sauer, salzig, bitter und umami (deftig/herzhaft). Dabei ist eine Vorliebe für Süßes angeboren und schon die Muttermilch hat eine leicht süßliche Note. Dies ist evolutionär gesehen durchaus sinnvoll, denn: Giftige Pflanzen schmecken meist bitter, nahrhafte dagegen eher süß. Geprägt werden Geschmacksempfinden, Vorlieben und Abneigungen aber auch im Kleinkindalter. Daher ist es besonders wichtig, Kindern eine breite Vielfalt an Lebensmitteln anzubieten. Säuglinge, die eine abwechslungsreiche Beikost erhalten, sind auch im späteren Leben bessere und unkompliziertere Esser. Eltern sollten also auf möglichst viel Abwechslung schon zu Beginn der Beikost achten. Da Kinder mehr oder weniger Zeit benötigen, einen neuen Geschmack kennenzulernen, brauchen Eltern aber vor allem eins: Durchhaltevermögen! So sollten sie nicht zu schnell aufgeben und neue Lebensmittel immer wieder anbieten, auch wenn diese anfangs abgelehnt werden. In Studien zum Essverhalten von Kleinkindern konnte Prof. Dr. Maier-Nöth nachweisen, dass es bis zu acht Versuche braucht, bis Kinder einen neuen Geschmack akzeptieren. Dabei reichen schon kleine Portionen, um das Kind an den Geschmack zu gewöhnen – dies sogar nachhaltig: Fast alle Säuglinge mochten das zunächst abgelehnte Gemüse neun Monate später immer noch. Und selbst zwei Drittel der Kinder schmeckte es noch im Alter von sechs Jahren.

Während man also schon früh eine breite Palette an natürlichen und frischen Nahrungsmitteln einführen sollte, ist bei industriell hergestellten Fertigprodukten Vorsicht geboten. Sie sind häufig gewürzt oder mit Aromastoffen versehen und können die geschmacklichen Vorlieben von Kindern negativ beeinflussen. Wer als Kleinkind nur den stark gezuckerten und aromatisierten Erdbeerjoghurt isst, gewöhnt sich daran. Ein selbstgemachter Joghurt mit frischen Früchten schmeckt dann im Vergleich einfach fad.

Wer wachsen will, braucht Nährstoffe

Nahrung ist Treibstoff für den Körper und fehlende Nährstoffe wirken sich negativ aus. Man fühlt sich schlapp und müde, kann sich nur schlecht konzentrieren und ist leichter gereizt. Für Kinder ist die richtige Ernährung besonders wichtig. Für das Wachstum und eine gesunde Entwicklung braucht der Körper die richtige Menge an Kohlenhydraten, Eiweißen, Fetten, Vitaminen und Mineralstoffen.

Gutes Essen macht schlau

Zuviel Fast Food kann nicht nur depressiv machen. Eine schlechte Ernährung kann sich auch auf den IQ auswirken, vermuten Wissenschaftler. Einer kürzlich veröffentlichten Studie zufolge hatten Kinder, die sich im Alter von drei Jahren zu süß und zu fett ernährten, mit acht Jahren einen leicht verminderten IQ im Vergleich zu Kindern, die hauptsächlich Salat, Reis, Nudeln, Fisch und Früchte aßen. In der frühen Kindheit ist es besonders wichtig, dass Kinder alle wichtigen Nährstoffe erhalten. Ein Eisen- oder Jodmangel beispielsweise kann zu dauerhaften Schäden führen. Zwar ist der IQ durch die Ernährung kurzfristig nicht zu beeinflussen. Die kognitive Leistungsfähigkeit kann aber zum Beispiel in der Schule gesteigert werden, wenn Kinder morgens frühstücken.

Eine gesunde Ernährung hält gesund

In den ersten 1000 Tagen des Lebens – also von der Empfängnis bis zum Ende des zweiten Lebensjahres – werden die Weichen gestellt. Die Ernährung in dieser Zeit entscheidet zu einem großen Teil über das spätere Risiko, an Übergewicht, Diabetes oder Bluthochdruck zu erkranken. Hierbei kommt der frühkindlichen Entwicklung von Essgewohnheiten eine ganz besondere Bedeutung zu. Je variantenreicher ein Kind gelernt hat zu essen, desto besser wird es mit allen lebenswichtigen Nährstoffen versorgt. Dies ist die Basis für eine optimale physische wie psychische Entwicklung. Doch nicht nur das: Verschiedene epidemiologische Studien haben gezeigt, dass die frühkindliche Ernährung auch bei der Ausbildung von Allergien eine Rolle spielt. Entgegen früheren Annahmen, trainiert der frühzeitige Kontakt mit potenziellen Allergenen das noch unausgereifte kindliche Immunsystem und verhindert so spätere, überschießende Fehlreaktionen. Je vielfältiger ein Kind also isst, desto besser ist es vor Allergien geschützt.

3.3. Interview mit Prof. Dr. Andrea Maier-Nöth: "Eltern brauchen mehr Geduld"

Wie schafft man es, dass Kinder Gemüse und Obst mögen?

„Die Vielfalt auf dem Teller schult den Gaumen schon bei Kleinkindern. Deshalb sollten Kleinkinder ab Beginn der Beikostphase (4.– 6. Lebensmonat) möglichst alles probieren. Sie sind während dieser Phase besonders empfänglich für eine Vielzahl von Lebensmitteln mit verschiedenen Geschmäckern und Texturen, so auch für Gemüse und Obst. Eine frühzeitige Vielfalt an verschiedenen Gemüse- und Obstsorten erhöht die Akzeptanz von neuem Gemüse und Lebensmitteln. Auch akzeptieren Säuglinge, die während der Beikostzeit viel Gemüse essen, besser ein neues, ungewöhnliches Gemüse (z. B. Artischocken). Dabei sollte man die unbekannten Gemüsesorten im Abstand von ein paar Tagen mehrmals wieder anbieten. So können Kinder lernen, Gemüse zu mögen."

Das klingt so einfach. Warum klappt es bei so vielen Kindern dennoch nicht?

„Es liegt nicht an den Kindern, sondern an den Eltern. Kinder kommen mit ca. 10.000 Geschmacksnerven auf die Welt und sind bei Geburt sozusagen wahre Superschmecker. Sie besitzen zwar eine genetisch bedingte Vorliebe für Süßes und Fettes. Was ihnen ansonsten schmeckt oder nicht, ist aber eine Frage des Trainings. Viele Eltern geben leider zu früh auf."

Aber wie weiß man, dass es sich noch lohnt, es weiter zu versuchen?

„Wenn das Baby eine bestimmte Gemüsesorte nicht isst, heißt das nicht automatisch, dass es sie nicht mag. Es lehnt sie zunächst nur ab, weil es sie nicht kennt. Das wird häufig falsch interpretiert. Mindestens achtmal hintereinander sollten Eltern eine neue Gemüsesorte anbieten. Sind die Kinder älter als zwei Jahre bedarf es manchmal sogar bis zu 15 Versuchen."

Und diese antrainierte Vorliebe bleibt auch bestehen?

„Ja, weitgehend. 70 % der Säuglinge aus meiner Studie, die das Gemüse anfangs ablehnten, aßen es noch neun Monate nach der Gewöhnungsphase. Die meisten davon aßen es sogar noch nach sechs Jahren – und zwar, weil sie es mochten. Vermutlich bleiben solche früh erlernten Geschmacksvorlieben bis zum Ende der Kindheit oder sogar ein Leben lang erhalten."

Bis zu welchem Alter haben Eltern eine Chance, das Essverhalten der Kinder positiv zu beeinflussen?

„Grundsätzlich ist es niemals zu spät. Allerdings: Je eher man damit beginnt, desto einfacher ist es. Wenn sich der Gaumen der Kinder bereits an „ungesunde" Dinge gewöhnt hat, braucht es mehr Wiederholungen. Wichtig ist, dass Eltern geduldig sind und keinen Druck ausüben."

Wie können Kinder gesundes Essverhalten lernen?

„Ein paar Regeln können das Essverhalten von Kindern positiv beeinflussen: Nur füttern, bis das Baby satt ist. Nicht bei jedem Quengeln Essen anbieten. Eltern können schon früh die Weichen dafür stellen, dass ihr Kind ein gesundes Essverhalten entwickelt. Beispielsweise achten sie am besten bereits bei Babys auf Hunger- und Sättigungssignale. Das gilt etwa bei Fläschchen: Portionsangaben auf den Packungen sind nur Orientierungswerte. Schon Säuglinge können regulieren, wie viel Milch sie trinken."

Abwarten bis das Kind sich meldet oder feste Essenszeiten einführen – was meinen Sie?

„Füttern Eltern ihr Baby nur, wenn es Hunger signalisiert, schulen sie so langfristig ein gesundes Essverhalten des Kindes. Beispielsweise sollte ein Baby die Flasche nicht austrinken müssen. Wenn es aufhört zu trinken, den Sauger loslässt und den Kopf wegdreht, heißt das in aller Regel: Es hat genug. Außerdem lernen Kinder idealerweise früh feste Essenszeiten kennen. Es ist besser, wenn Eltern nicht ständig etwas zu essen anbieten. Kinder sollten beispielsweise im Buggy nicht immer die beliebte Brezel in die Hand bekommen. Wer weint, hat nicht immer Hunger. Essen hat oft mit Emotionen zu tun. Quengelt das Baby beispielsweise wirklich, weil es Hunger hat? Oft sind Babys müde oder wollen Aufmerksamkeit. Bekommen sie stattdessen etwas zu essen, verknüpfen sie das miteinander. Essen wird zur Belohnung und zum Trostspender. Das Gleiche gilt für den gemeinsamen Fernsehabend der Familie: Werden jedes Mal Chips dazu gegessen, verbinden Kinder das positive Zusammensein mit dem Essen. Generell sollten Süßigkeiten und Knabberkram aber nicht verboten werden - das macht sie bloß besonders reizvoll."

Wie wichtig ist es, Vorbild zu sein?

„Eltern müssen Vorbild sein. Eltern überzeugen ihre Kinder nicht von einer gesunden Ernährung, indem sie Wasser predigen und Wein trinken. Einschneidende Verbote, etwa der vollständige Verzicht auf glutenhaltige Lebensmittel, sollten Eltern nicht ohne Rat vom Kinderarzt einführen. Die Kinderärzte warnen, solche Diäten seien meist medizinisch nicht notwendig und bergen Risiken. Nur wenn bei einem Kind tatsächlich eine Nahrungsunverträglichkeit oder Allergie vom Arzt diagnostiziert wurde, ist der Verzicht sinnvoll."

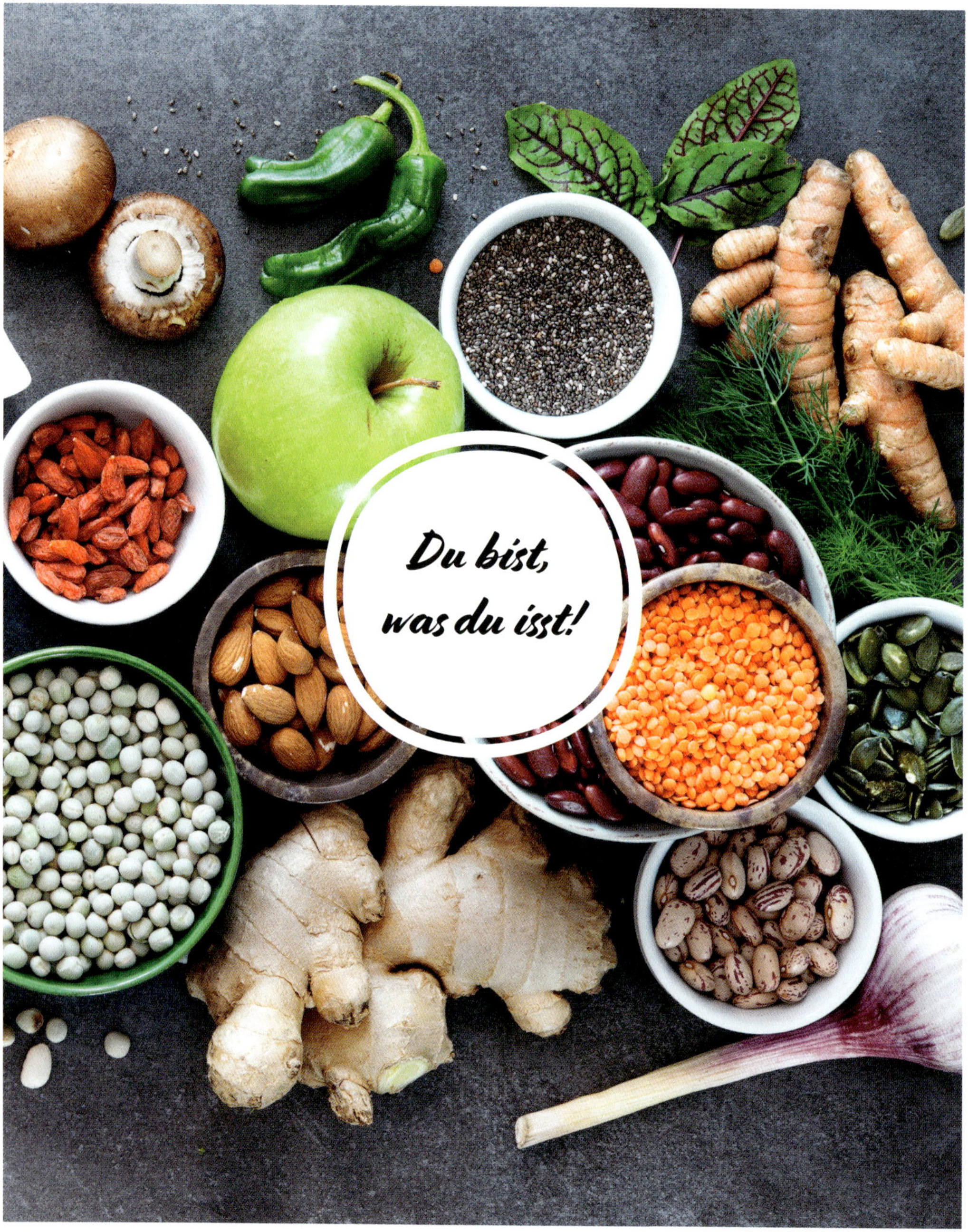
Du bist,
was du isst!

4. Dein Darm und du – Freunde fürs Leben

Dein Verdauungstrakt bietet eine sehr große Fläche. Würde man sie ausgebreitet betrachten, sähe man auf ein Feld, das ungefähr so groß ist wie ein Tennisplatz. Der Verdauungstrakt stellt somit das größte Tor deines Körpers dar, um potenzielle Eindringlinge einzulassen oder abzuwehren. Weil Nährstoffe nur durch dieses Tor in deinen Körper gelangen können, muss die Oberfläche deines Magen-Darm-Traktes eine gewisse Durchlässigkeit zulassen. Gleichzeitig muss sie eine Barriere bieten, die stark genug ist, Krankheitserreger abzuhalten. Deinem Darm kommt also nicht nur eine Nahrungsverwertungsfunktion, sondern auch eine ebenso wichtige Funktion innerhalb deines Immunsystems zu. Grund genug, sich näher mit diesem lange unterschätzten und vernachlässigten Organ zu beschäftigen.

4.1. Deine winzigen Mitbewohner

Unser gesamter Körper ist bewohnt von winzigen Lebewesen: Bakterien, Pilze und andere Organismen, die bis zu 0,2 mm groß sind und als Mikroorganismen bezeichnet werden. Rund 10.000 Bakterienarten kennen die Mikrobiologen. Es wird aber vermutet, dass die Zahl der Mikroorganismenarten auf unserem Planeten deutlich höher liegt. Wenn es um die gesamten Bewohner deines Mundes, deines Darms und deiner Haut geht, sprechen wir traditionell von Mikroflora und unterscheiden zwischen Mundflora, Darmflora und Hautflora. Flora ist wissenschaftlich gesehen leider ein irreführender Begriff, dass es sich bei den Bakterien nicht um Pflanzen (was Flora impliziert) sondern um ein eigenständige Domäne des Lebens handelt. Wissenschaftler reden daher eher von einem Mikrobiom des Darms, der Haut oder des Mundes.

Ein erwachsener Mensch wird von etwa 100 Billionen Mikroorganismen besiedelt und der größte Teil von ihnen lebt in unserem Verdauungstrakt. Nun ist es wichtig zu verstehen, dass unsere Mikroflora nicht einfach eine Wohngemeinschaft von winzigen Zellen ist, die losgelöst von uns ihr eigenes, unabhängiges Dasein in unserem Körper fristet, sondern in einer Wechselbeziehung mit uns steht. Die Mikroorganismen in unserem Körper haben sich im Laufe der Evolution über Jahrtausende an uns angepasst und verschiedene Funktionen entwickelt. Sie liefern einige Vitamine und verstoffwechseln nicht nur Nährstoffe aus der Nahrung sondern auch einige Sekundärstoffe. Sie beeinflussen und regulieren unsere Stoffwechselprozesse, unsere Gesundheit und sogar unsere Stimmung.

Jeder Mensch beherbergt dabei eine unterschiedliche, individuelle Zusammensetzung von Mikroorganismen in seinem Körper. Durch unsere Lebensumstände und unsere Nahrung bieten wir ihnen ein Milieu, in welchem sie sich ansiedeln, entfalten und vermehren können. Somit haben wir einen Einfluss darauf, welche Mikroorganismen sich in unserem Körper wohlfühlen.

Wenn du zum Beispiel in der Stadt lebst, wirst du eine andere Mikroflora besitzen als jemand, der auf dem Land lebt. Wenn du in einer sehr sterilen, blitzsauberen Wohnung lebst, fühlen sich andere Mikroorganismen bei dir wohl, als wenn du es mit der Sauberkeit nicht ganz so genau nimmst. Ein Veganer wiederum bietet für seine Mikroorganismen ein anderes Umfeld als ein Mensch, der gern und oft tierische Produkte verspeist. Und wer regelmäßig Antibiotika einnehmen muss, wird sein Mikrobiom damit stark beeinflussen.

4.2. Günstiges oder ungünstiges Milieu

Unzählige Mikroorganismen besiedeln also den menschlichen Körper und haben einen maßgeblichen Einfluss auf uns. Unserer Darmflora werden beispielsweise neben der Verwertung der aufgenommenen Nahrung viele weitere wichtige Funktionen zugeschrieben, darunter die Bildung lebenswichtiger Vitamine wie B1, B2, B6, und K, die Produktion kurzkettiger Fettsäuren wie Essigsäure und Buttersäure, die als Energiequelle für die Darmschleimhautzellen dienen und das Darmmilieu mitbestimmen, die Förderung der Darmbewegung über kurzkettige Fettsäuren, die Bekämpfung von Entzündungen, die Entgiftung von Fremdstoffen, die Unterstützung der Verdauung durch den Abbau schwer verdaulicher Nahrungsbestandteile (Ballaststoffe), die Stimulation des Immunsystems, die Verdrängung von Krankheitserregern und mehr.
Bieten wir unseren Darmbakterien hingegen ein ungünstiges Milieu, sodass sich nützliche Darmbakterien nicht in ausreichendem Maße ansiedeln und entfalten können, ist dies oft der Auslöser für Erkrankungen wie Darmentzündungen, Fettleibigkeit, metabolischem Syndrom und Arthritis. Diskutiert wird zudem eine Beteiligung am Entstehen von Darmtumoren, bestimmten Formen des Autismus und von Morbus Alzheimer. Da unsere Darmflora in engem Zusammenhang mit unserem Gehirn steht, gibt es inzwischen auch Befunde, die auf eine mögliche Beteiligung der Darmbakterien bei neurologischen Erkrankungen wie der Parkinson-Krankheit oder dem Schlaganfall und insbesondere der Multiplen Sklerose hinweisen.

Exkurs: Antibiotika
Multiresistente Bakterien sind seit Jahren auf dem Vormarsch und stellen inzwischen ein erhebliches medizinisches Risiko dar. Eine Folge ist, dass heute in Europa schon mehr als 25.000 Menschen im Jahr an einer Sep-

sis sterben, die entsteht, wenn die körpereigene Abwehrreaktion gegen eine bakterielle Infektion das eigene Gewebe und die eigenen Organe schädigt. Die Gründe für die Antibiotikaresistenzen sind unterschiedlich. Dazu gehören der Missbrauch von Antibiotika (z. B. bei der Tierzucht), zu häufige und nicht ausreichende Länge der Einnahme von Antibiotika als Medikament und vieles anderes mehr. Die Pharmaforschung steht also vor dem Problem, Wirkstoffe zu finden, die auch gegen multiresistente Bakterien noch wirken. An dieser Fragestellung arbeitet eine Gruppe von Forschern rund um Professor Wink an der Universität in Heidelberg. Sie untersuchen antimikrobielle Wirkstoffe bei Pflanzen und haben herausgefunden, dass es eine ganze Menge solcher pflanzlicher Stoffe gibt, die auch durchaus ähnliche Wirkungen haben wie etablierte Antibiotika aus Mikroorganismen. Wenn man die richtigen pflanzlichen Wirkstoffe (Sekundärstoffe, antimikrobielle Peptide [AMPs]) mit sich und mit Antibiotika kombiniert, könne man fast alle multiresistenten Bakterien in den Griff bekommen, so die Forscher. Aber sie fänden keinen Pharmahersteller, der ein Interesse daran hat in diese Forschung zu investieren, weil es sich für diese nicht rechne. Denn die Wirkstoffe seien bekannte Wirkstoffe mit neuen, spannenden Heilmöglichkeiten. Ob Regierungen und öffentliche Institute die Finanzierung in Zukunft übernehmen werden, wie es heute bereits bei einigen Malariamitteln der Fall ist, hängt wohl vom künftigen Handlungsdruck ab.

Durch deine Ernährung und deine Lebensweise hast du also sowohl im positiven wie auch im negativen Sinne einen Einfluss auf die Zusammensetzung deiner Mikroflora. Eine Antibiotikabehandlung bedeutet immer einen starken Eingriff in deine Mikroflora, denn sie tötet nicht nur schädliche, sondern auch nützliche Bakterien in deinem Verdauungstrakt ab.

Eine „Darmsanierung“ kann dir nach Phasen längerer Krankheit, nach einer Antibiotikabehandlung oder einer Phase mit überwiegend fettreicher Ernährung helfen, deinen Darm wieder auf Vordermann zu bringen und dort neue, „gute“ Darmbakterien anzusiedeln. Falls du eine dieser Phasen gerade hinter dir hast, ziehe bitte eine „Darmsanierung“ in Betracht. Sie ist oft die Voraussetzung dafür, dass dein Körper wieder vermehrt Vitalstoffe aufnehmen kann und dass die „guten“ Bakterien ihre wichtigen Funktionen wieder übernehmen können.

Exkurs: „Darmsanierung“
Nur ein gesunder Darm mit den geeigneten Bakterienstämmen kann seinen drei Hauptaufgaben gerecht werden:

1. die optimale Verwertung unserer Nahrungsaufnahme
2. die Aufnahme wichtiger Nähr- und Vitalstoffe
3. die Instandhaltung unseres Immunsystems

Der Darm steht außerdem in enger Wechselwirkung mit nahezu allen anderen Organen deines Körpers – auch und insbesondere deinem Gehirn. Unsere Darmzellen besitzen Rezeptoren für einige Neurotransmitter, wie z. B. Serotonin. Dieses Darmhirn ist mit dem großen Gehirn im Kopf eng verbunden. Wenn uns Nahrung nicht nur satt sondern auch glücklich macht, so hat das Darmhirn seine Aufgabe erfüllt. Was man daraus schließt, ist klar: Ein gesunder Darm ist die notwendige Basis einer guten Gesundheit.
Äußere Einflüsse wie falsche Ernährung (zu viel Weißmehlprodukte, „Fast Food“, übermäßiger Verzehr von Zucker, Alkohol und viele zuckerhaltige Getränke wie Cola, Limo, Eistee etc.), Antibiotikabehandlungen, Einnahme verschiedener Medikamente (z. B. Cortison) können die Gesundheit des Darms stark beeinträchtigen und damit z. B. die Vitalstoffaufnahme extrem behindern – wertvolle

Mikronährstoffe können so von deinem Körper kaum mehr verarbeitet werden.
Hier kann eine „Darmsanierung“ wahre Wunder wirken. Diese läuft in der Regel in zwei Stufen ab. Zunächst wird eine mechanische Darmreinigung durchgeführt, bspw. ein klassischer Einlauf. Zusätzlich kann die gezielte Einnahme von speziellen, quellenden Ballaststoffen nützlich sein, die den Darm von innen reinigen. Hierzu gibt es zum Beispiel Präparate mit Flohsamenschalen oder Leinsamen. Die zweite Stufe bildet dann die systematische Anreicherung der Mikroflora mit einer Kombination von präbiotischen und probiotischen Zutaten, also gesundheitsfördernden Mikroorganismen, die sich im gesäuberten Darm neu ansiedeln können. Eine „Darmsanierung“ kann nicht nur deinen Gesundheitszustand verbessern, sondern hat wahrscheinlich auch einen Einfluss auf dein Gewichtsmanagement, deine Nährstoffaufnahme und deinen Stuhlgang, was du mit größter Wahrscheinlichkeit als angenehm empfinden wirst.

4.3. Säuren und Basen

Ganz gleich für welche Nahrung wir uns entscheiden, sie kommt in unserem Verdauungstrakt mit den dort lebenden Mikroorganismen und Bakterien – unserer Mikroflora – in Kontakt und beeinflusst deren Milieu. Die Mikroflora in deinem Verdauungstrakt hat einen bedeutenden Einfluss darauf, ob du glücklich oder deprimiert, aktiv oder lethargisch, gesund oder krank bist. 80 % unseres Immunsystems befinden sich im und um den Darm. Außerdem befinden sich im Darm mehr Nervenbotenstoffe für dein psychisches Wohlbefinden als in deinem Gehirn – wir sprechen daher auch von einem Darmhirn. Übergewicht, Diabetes oder Depressionen sind vermutlich unter anderem von der Bakterienbesiedlung im Darm abhängig. Die Mikroflora im Verdauungstrakt kann nämlich die Entstehung von Krankheiten fördern oder verhindern. Entscheiden wir uns für eine fettreiche und ballaststoffarme Ernährung, fördern wir dadurch Milieufaktoren, die Krankheiten eher begünstigen. Wählen wir dagegen eine vitalstoffreiche Nahrung, die wenig Fett enthält, dafür aber reich an komplexen Kohlenhydraten und Ballaststoffen sowie an Mineralstoffen, Spurenelementen und Vitaminen ist, schaffen wir damit günstige Voraussetzungen für eine ausgeglichene Mikroflora und somit für unsere Gesundheit insgesamt.

Der Stoffwechsel – auch Metabolismus genannt – ist die Grundlage aller lebenswichtigen Vorgänge in deinem Körper. Unter Stoffwechsel versteht man grob gesagt alle biochemischem Vorgänge, die innerhalb der Zellen ablaufen, um Energie zu gewinnen und um Makromoleküle, wie Proteine, Polysaccharide, Membranlipide oder Nucleinsäuren aufzubauen. Anders gesagt: Die Bestandteile der zugeführten Nährstoffe werden in deinen Zellen verstoffwechselt – also abgebaut, umgebaut und zu neuen Produkten aufgebaut.

Dein Körper sorgt somit ständig für sich selbst – indem er zugeführte Nährstoffe, Vitamine, Mineralien und Spurenelemente nutzt oder auf Reserven zurückgreift. All das ist nötig, damit die Vielzahl lebensnotwendiger Vorgänge und Funktionen deines Körpers ordnungsgemäß ablaufen. Wichtig für den Stoffwechsel ist ein ausgeglichener Säure-Basen-Haushalt im Körper. Dieser wird durch eine Ernährung, die vorwiegend aus Gemüse, Salat, Obst und frischen Kräutern besteht gefördert. Dabei gibt es Obst, Gemüse, Gewürze und Blattsalate mit besonders hohem Gesundheitspotential. Dazu gehören beispielsweise Brokkoli, Rucola, Koriander, Zitrone und Ingwer.

4.4. Nahrung sinnvoll ergänzen

Wenn du keine Zeit findest, dich täglich mit frischem Obst und Gemüse zu versorgen, bleibt die Möglichkeit, dass du dir mit Nahrungsergänzungsmitteln behilfst. Hier gibt es Anbieter mit hochwirksamen Produkten, deren Rezepturen aus erlesenen, natürlichen Inhaltsstoffen bestehen. Die Erkenntnisse der Forschung, dass sekundäre Pflanzenstoffe ihre Wirkung auf die menschliche Gesundheit besonders dann entfalten, wenn sie in ihrer natürlichen komplexen Zusammenstellung verbleiben, erleichtert die Auswahl. Denn Wissenschaftler empfehlen die Verwendung von ganzen Pflanzen anstelle von isolierten, einzelnen Inhaltsstoffen. Isolierte Inhaltsstoffe sind häufig zu hoch dosiert oder können vom menschlichen Körper gar nicht verwertet werden. Werden für die Herstellung von Nahrungsergänzungsmitteln hingegen ganze Früchte, Pilze, Kräuter etc. verwendet, stehen die Chancen gut, dass sie deinem Körper damit auch die gewünschte komplexe Wirkungsweise sämtlicher darin enthaltener, sekundärer Pflanzenstoffe liefern. Die verwendete Mixtur sollte Inhaltsstoffe enthalten, die sorgfältig aufeinander abgestimmt sind und deinen Körper gesamtheitlich unterstützen.

Bitte achte darauf, dass du Produkte nutzt, die sich leicht in deinen Tagesablauf integrieren lassen und die du längerfristig bereit bist, in deine Ernährung zu integrieren. Produkten, die nicht schmecken oder dir unangenehm sind, weil sie zum Beispiel in Form von Pulvern oder Pillen daherkommen, kannst du ruhig skeptisch begegnen. Produkte hingegen, die in der Lage sind, Genuss und Funktion miteinander zu verbinden, wirst du dauerhaft schätzen und so gern verwenden, dass sie ihre Wirkung voll entfalten können.

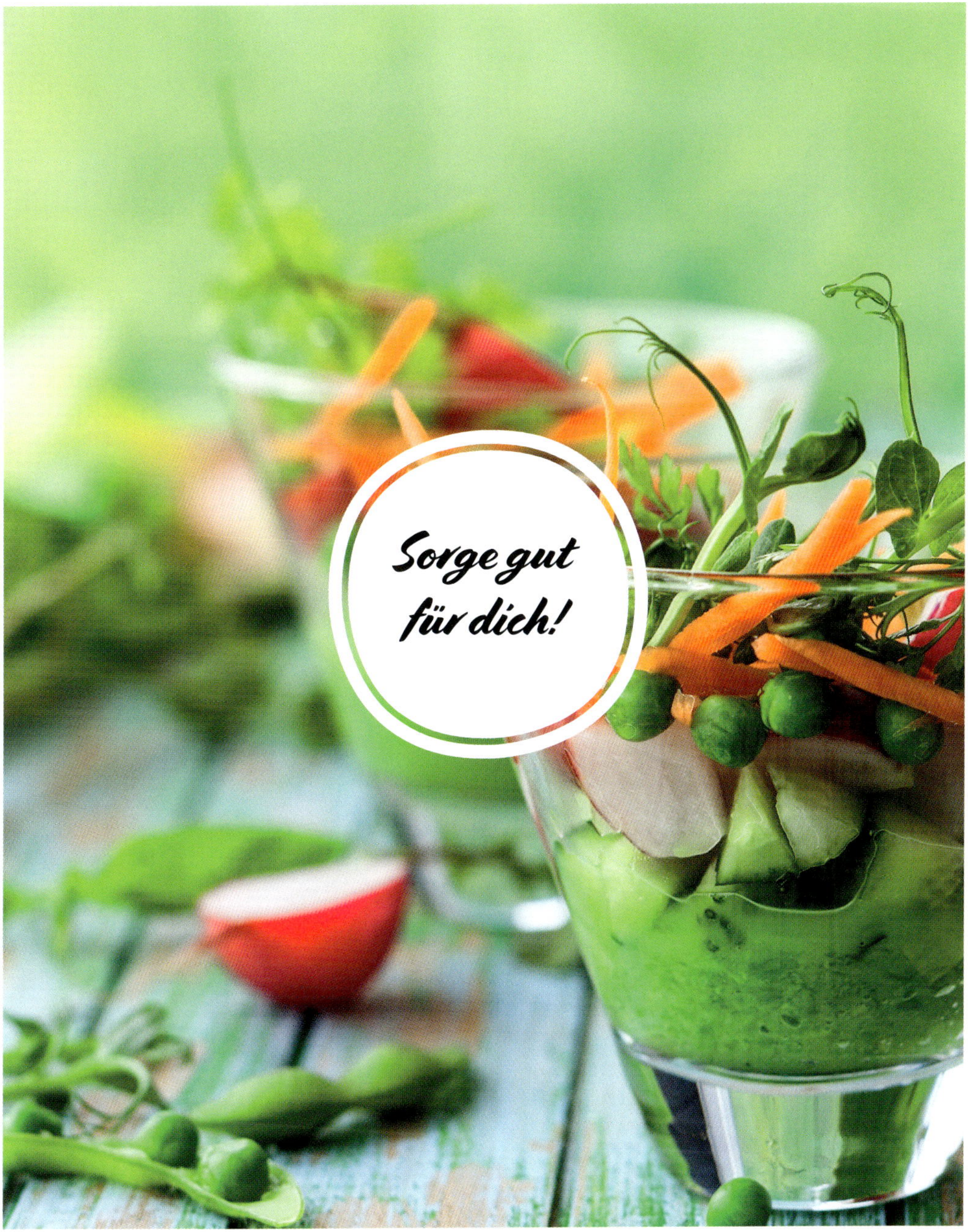
Sorge gut für dich!

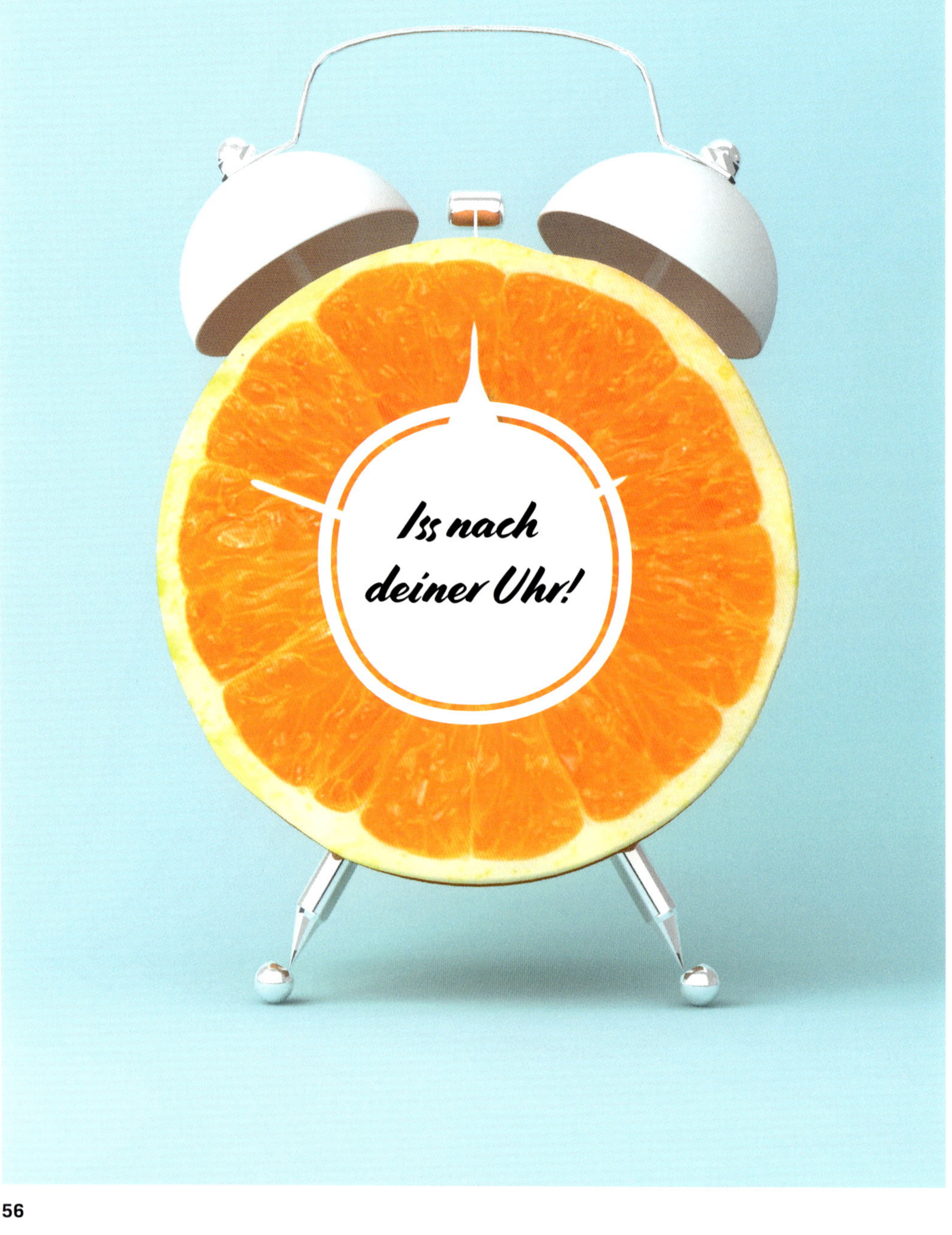
Iss nach
deiner Uhr!

5. Finde deinen Rhythmus

5.1. Food around the clock – Essen rund um die Uhr

Durch Industrialisierung und Globalisierung hat sich unsere Ernährungsweise in den letzten Jahrzehnten stark verändert. Noch nach dem 2. Weltkrieg – also vor gerade einmal 70 Jahren – mussten große Bevölkerungsteile in Deutschland hungern. Als sich dann nach und nach die Lebensmittelversorgung verbesserte, waren zwar mehr Nahrungsmittel verfügbar, doch bestimmte Sorten, wie Fleisch, galten als Luxus und wurden selten verzehrt, sichtbar noch an Ausdrücken wie „Sonntagsbraten". Menschen, die bis zur Wiedervereinigung in Ostdeutschland gelebt haben, kannten noch vor 30 Jahren das Erlebnis, dass bestimmte Lebensmittel gar nicht (Bananen, Zitrusfrüchte) oder nur in minderwertiger Qualität (z. B. Kaffeemix „Erich´s Krönung", Kuba-Orangen, „Fidel´s Rache") zu bekommen waren. Diese Zeiten sind nicht nur vorbei, sie erscheinen uns heute fast schon unwirklich.

Heutige Lebensmittel sind für jeden Geldbeutel jederzeit in ausreichender Menge verfügbar. Die langen Öffnungszeiten der Shopping Center, dazu Tankstellen und Fast-Food-Ketten, die die ganze Nacht geöffnet haben, und ein in der Regel stets gut gefüllter Kühlschrank geben uns das Gefühl, dass Nahrungsmittel immer vorhanden oder schnell zu besorgen sind. Gleichzeitig hat sich unser Gefühl für das, was wir essen verändert. Immer weniger Menschen nehmen (nur) noch die klassischen drei Mahlzeiten aus Frühstück, Mittagessen und Abendbrot zu sich. Immer mehr sind es durch ihren größeren Bewegungsradius und eine höhere Mobilität gewohnt, Essen unterwegs („to go") zu konsumieren. Manche merken dabei gar nicht mehr, dass sie pausenlos irgendeine Kleinigkeit zu sich nehmen.

Das ist – vor allem in Kombination mit Bewegungsmangel – auf Dauer sicher nicht gesundheitsförderlich.
Die Ernährungsmedizin hat in der Vergangenheit ihr Augenmerk hauptsächlich darauf gelegt, was wir essen und was davon gesund oder ungesund ist. Weniger wichtig schien es zu sein, wann wir die Nahrung aufnehmen und ob wir außerhalb der Schlaf- und Ruhezeiten überhaupt noch nennenswerte Esspausen machen. Auch in Deutschland wurde vonseiten der Deutschen Gesellschaft für Ernährung jahrelang empfohlen, nicht drei Hauptmahlzeiten zu sich zu nehmen, sondern besser 5–6 kleinere Mahlzeiten über den Tag verteilt zu essen. Dies bedeutet für jemanden, der 16 Stunden am Tag aktiv ist, die gesamte „Wachzeit" alle zwei bis drei Stunden etwas zu essen. Dazu kommen die Getränke, die häufig auch noch die Randzeiten abdecken (z. B. Kaffee direkt nach dem Aufstehen, Bier oder Wein vor dem Schlafengehen). Zudem enthalten viele Obstsäfte größere Mengen an natürlichen und zugesetztem Zucker, was die Energiebilanz eines Tages stark verändern kann.
Vielleicht denkst du dir an dieser Stelle: „Macht das denn einen Unterschied, wann und wie lange ich etwas esse?" Neueste Forschungen dazu legen den Verdacht nahe: „Ja, es macht sogar einen großen Unterschied."
Wenn eine kleine Zwischenmahlzeit bei der Autofahrt aus einem saftigen Apfel oder einer Banane besteht, so sind diese in 15–30 Minuten verdaut, wenn es sich dabei aber um eine Chipstüte handelt, braucht dein Magen dafür rund zwei bis drei Stunden. Bei sechs kleinen, aber schwer verdaulichen Mahlzeiten am Tag, kommt so immer der nächste Nahrungsberg bereits durch die Speiseröhre gerutscht, während dein Verdauungstrakt noch den vorherigen verarbeitet.
Da es sich bei der heutigen Ernährung meistens um eine fett- und zuckerreiche hochkalorische Kost handelt, ist die Verdauung bei vielen Menschen im „Dauerbetrieb" – wie

ein Hochofen, der dauernd auf „Verbrennung" eingestellt ist. Wer jemals einen Ofen gesäubert hat – dies gilt sowohl für den privaten Holzofen, als auch für industriell betriebene Schmelzöfen –, der weiß, dass sich während des Verbrennungsprozesses Ruß und Schlackenstoffe am Ofenrand absetzen, die irgendwann entfernt werden müssen. Ist der Ofen allerdings im Dauerbetrieb, verschlackt er nach einiger Zeit und die Verbrennung funktioniert nicht mehr so gut.

Vielleicht hinkt dieser Vergleich etwas in Bezug auf den menschlichen Verdauungsprozess, aber andererseits spielen sich wesentliche Teile der „Verbrennung" nicht allein im Darm ab. „Verdauung" bedeutet im ernährungswissenschaftlichen Sinn lediglich, dass das Essen den Magen-Darmtrakt verlassen hat. Die eigentliche Verbrennung der Nährstoffe und Umwandlung in biochemisch nutzbare Energie erfolgt in allen Zellen des Körpers. Im Magen, vor allem aber im Darm wird die Nahrung in Grundbausteine (Aminosäuren, Zucker, Fette) zerlegt, die dann von den Darmzellen aufgenommen und über das Blut an alle anderen Körperzellen weitergeleitet werden.

Eine vollwertige Mahlzeit verbleibt im Normalfall bis zu 24 Stunden im Körper, bis die unverdaulichen Reste wieder ausgeschieden werden. Dabei vollbringen vor allem die Leber und speziell die Bauchspeicheldrüse bei der heutigen Ernährungsweise Höchstleistungen. Die Bauchspeicheldrüse produziert Insulin und Verdauungsenzyme, während die Leber als Hauptstoffwechselorgan für die Synthese von Lipiden und Proteinen die Hauptrolle spielt. Über den ganzen Tag verteilt (und bis in die Nacht und den Schlaf hinein) wird Insulin ausgeschüttet, um unseren Blutzuckerspiegel konstant zu halten. Durch die zu hohe Aufnahme von Fruktose (Haushaltszucker und der Zucker in vielen Obstsorten besteht zu 50 % aus Fruktose) werden Leber und Bauchspeicheldrüse vieler Menschen im Laufe der Zeit so beansprucht, dass sich eine schleichende

„Insulinresistenz“ herausbilden kann, mit den bekannten Folgen (Fettleibigkeit, Diabetes, Herzprobleme, Krebs).

5.2. Das „Wann“ macht den Unterschied

Was passiert nun, wenn bei ständiger Verfügbarkeit von Nahrungsmitteln, diese „rund um die Uhr“ konsumiert werden? Und welchen Unterschied macht es, wenn jemand sein Essen nur zu bestimmten Zeiten genießt?
Der Biologe und Wissenschaftsjournalist Bas Kast stellt in seinem bemerkenswerten Buch „Der Ernährungs-Kompass“ Studienbeispiele vor, die darauf sehr interessante Antworten geben. In einer dieser Studien wurden Mäuse lebenslang mit einer Art von „Mäuse-Fast-Food“ einer Mast-Diät unterzogen. Alle Mäuse aßen in der ganzen Zeit nur dieses Futter und alle aßen gleich viel davon. Wie zu erwarten war, wurden die Mäuse dieser Gruppe sehr schnell sehr fett.
Sie bekamen nach wenigen Wochen die typischen Alterskrankheiten wie Bluthochdruck, Fettleber, erhöhte Entzündungswerte und viele starben daran. Nicht so allerdings die Mäuse einer Vergleichsgruppe, die bei gleicher Ernährung im gleichen Zeitraum ihre „gute Figur“ beibehielten. Wie war das möglich? Hatten diese Mäuse Sport getrieben? Auch dies war nicht der Fall, die Käfige waren für alle Tiere gleich groß. Der einzige Unterschied bestand darin, dass die Gruppe der übergewichtigen Mäuse 24 Stunden rund um die Uhr Zugriff auf ihr Futter hatte, während die schlanken Mäuse der Vergleichsgruppe nur zu einer bestimmten Zeit für jeweils acht Stunden Zugang zu ihrem Futter hatten und zwar zu der Zeit, in der sie aktiv waren. Da Mäuse nachtaktive Tiere sind, hatten die schlanken Mäuse nur nachts über acht Stunden lang die Zeit zu fressen. Sie lernten schnell und stopften ihr ganzes Futter in dieser Zeit in sich hinein. Sie fraßen also die gleiche Menge wie die fetten Mäuse, diese allerdings über den

ganzen Tag verteilt – auch zwischendurch, während ihrer Ruhezeiten. Die schlanken Mäuse mussten notgedrungen während der 16 futterfreien Stunden am Tag „fasten". Die Folge davon: Sie blieben nicht nur schlank, sondern auch auf verblüffend fitte Weise alt, was angesichts ihrer „Fast-Food-Diät" umso überraschender ist.

Diese Studie aus dem Jahre 2012 ist mittlerweile mehrfach bestätigt und auch mit ersten Tests bei Menschen als stichhaltig belegt worden. Die Erkenntnis, dass es nicht nur darauf ankommt, wieviel wir essen, sondern auch wann, stellt eine bahnbrechende Neuerung der Ernährungsforschung dar. Bislang ging man davon aus, dass es ausschließlich davon abhängt, wie viele Kalorien wir zu uns nehmen. 3000 Kalorien sind 3000 Kalorien, egal, wann wir sie essen. Und wenn wir zu viel Energie aufnehmen, werden wir dick und auf Dauer krank. So dachte man über Jahre.

Seit neuestem findet jedoch in der Ernährungsmedizin ein Umdenken statt. Es kommt offensichtlich nicht nur darauf an, was wir zu uns nehmen, sondern auch, wie es im Körper verwertet wird. Dies rückt den Darm in das Zentrum des Interesses. „Darm mit Charme" und andere Bücher lenken seit einigen Jahren unsere Aufmerksamkeit auf diesen Teil des Körpers. Die Ergebnisse dieser Forschungen sind höchst aufschlussreich. Offensichtlich haben Menschen, die periodisch fasten – also zum Beispiel nur für 8 bis 10 Stunden am Tag Nahrung zu sich nehmen – eine solche Zusammensetzung ihrer Darmflora, dass sie bei gleicher Ernährung bestimmte Kohlenhydrate weniger stark aufnehmen.

Fazit: Durch die täglichen „Fastenzeiten" ändert sich vermutlich die Zusammensetzung deiner Mikroflora im Darm. Das wiederum führt dazu, dass bestimmte Nährstoffe nur vermindert oder gar nicht ins Blut aufgenommen werden – und zwar diejenigen, die über kurz oder lang zu einer Gewichtszunahme und auf Dauer zu den typischen

Zivilisationskrankheiten (Bluthochdruck, Herzkrankheiten, Diabetes u. a.) führen.
Bei Diabetes-Patienten vom Typ 2 („Altersdiabetes") hat man in brandaktuellen Studien inzwischen nachgewiesen, dass ein Intervallfasten von 24 Stunden – dem eine Phase der Nahrungsaufnahme von ebenfalls 24 Stunden folgt – dazu führt, dass die betroffenen Personen innerhalb von zwei bis drei Wochen kein Insulin mehr spritzen mussten, sie also auf ihre Medikamente verzichten konnten. Dies sind wichtige Hinweise für eine Umstellung der Ernährung, die aber noch weiterer Bestätigung bedarf: Bei richtiger Anwendung kann Intervallfasten vermutlich Zivilisationskrankheiten verhindern helfen oder in bestimmten Fällen sogar heilen.

5.3. Intervallfasten – der neue Weg zu Gesundheit und Wohlbefinden

Der bekannte Arzt und Kabarettist Eckard von Hirschhausen berichtete davon, dass es ihm durch Intervallfasten gelungen sei, in wenigen Monaten 15 Kilogramm abzunehmen – und das, obwohl er alles aß, worauf er Hunger hatte. Wie funktioniert Intervallfasten? Wie kannst du diese Art der Ernährung am besten für dich nutzen?
Zunächst einmal: Wer Intervallfasten für sich nutzen möchte, um bestimmte Erkrankungen (Diabetes, erhöhte Blutfettwerte, Bluthochdruck) zu behandeln oder sogar zu heilen (s. o.), der sollte vorher einen Arzt aufsuchen und sich beraten lassen. Mehrmals im Monat einen ganzen Tag lang nichts zu essen, ist nicht einfach und sollte nicht ohne Begleitung auf eigene Faust probiert werden.
Das Intervallfasten, wie es Bas Kast und Eckard von Hirschhausen in ihren Büchern für gesunde Menschen empfehlen, ist dagegen für jeden geeignet, der abnehmen oder sich einfach nur auf Dauer gesünder ernähren möchte. In einigen Jahren werden wir sehen, ob diese Strategie

auch nachhaltig zu mehr Gesundheit führen wird. Aber schon heute ist das Intervallfasten einen Versuch wert.
Das Ganze funktioniert sehr einfach: Jeder Tag wird in gleicher Weise in eine Essens- und eine Fastenphase eingeteilt. Während der Essensphase darfst du alles essen und trinken, worauf du Lust hast. Es ist alles erlaubt und es spielt dabei keine Rolle, ob das, was du zu dir nimmst vermeintlich gesund oder ungesund ist. Dieser Gedanke ist etwas gewöhnungsbedürftig – vor allem für die Gesundheitsapostel unter uns. In der Fastenphase dagegen wird auf Nahrungsaufnahme komplett verzichtet, nur Wasser, Tee und gegebenenfalls Kaffee (ohne Milch und Zucker) sind erlaubt. Erinnere dich daran, dass es bei dieser Ernährungsform eben nicht darum geht, zu kontrollieren, was du isst, sondern zu steuern, wann du etwas zu dir nimmst!

Als Grundregel für das „Wann" gilt:

Variante 1
8 Stunden Essen und 16 Stunden Fasten pro Tag, wenn du innerhalb weniger Wochen einiges an Gewicht „abspecken" möchtest;

Variante 2
10 Stunden Essen und 14 Stunden Fasten pro Tag, wenn du 2 oder 3 Kilo in einem überschaubaren Zeitraum abnehmen möchtest;

Variante 3
Je 12 Stunden Essen und Fasten, wenn du dein aktuelles Gewicht halten und Leber und Bauchspeicheldrüse die Pause gönnen möchtest, die sie für ein gesundes Funktionieren brauchen.

Egal, welche Variante du wählst, wichtig ist, dass du dein Intervallfasten optimal in deinen Biorhythmus und deinen

Tagesablauf einfügst. Je nachdem, ob du eine „Lerche“ (Frühaufsteher) oder eine „Eule“ (abends- oder nachtaktiv) bist, wählst du die Essens- und Fastenzeiten so, dass sie zu deinem persönlichen Biorhythmus passen.
Dies sollen zwei Beispiele veranschaulichen:

Fall A

Du bist Langschläfer und verfügst über zehn Kilogramm „Hüftgold“, die du gern loswerden würdest. In diesem Fall wirst du dich womöglich für Variante 1 (8 Stunden Essen bei 16 Stunden Fasten) entscheiden und dich fragen, wie du das mehrere Wochen lang schaffen kannst. Als „Eule“ stehst du vielleicht erst morgens um neun Uhr auf, gehst dafür aber nachts nicht vor ein Uhr zu Bett. Durch deine Schlaf-/Ruhephase während der Nacht hast du bereits acht Stunden Fasten erledigt. Jetzt gilt es, acht weitere Stunden ohne zu essen in deinem Tagesablauf unterzubringen. Deine Essenszeit liegt dann möglicherweise bei 13–21 Uhr. Wenn dir die morgendlichen vier Stunden ohne Essen leichter fallen als abends, könntest du diese Zeitspanne auch auf 14–22 Uhr verschieben. Wenn du andererseits morgens ohne Essen kaum zwei Stunden „überleben“ kannst, würde es sich anbieten, die Essenszeit auf 11–19 Uhr zu verlegen. Natürlich spielen hier auch deine Berufstätigkeit, Essenszeiten der Familie und andere Faktoren eine Rolle. Doch hier geht es zunächst nur darum, das Prinzip zu verstehen. Vielleicht motiviert es dich, deine tägliche Fastenzeit durchzuhalten, wenn du dir bewusst machst, dass du in den acht Stunden, die du für die Nahrungsaufnahme Zeit hast, nach aller Herzenslust schlemmen darfst. Deine Zeit für die Nahrungsaufnahme ist zwar begrenzt, dafür hast du nun keinerlei Einschränkungen bei dem, was du in dieser Zeit isst. Toll oder?

Fall B

Du bist Frühaufsteher und möchtest dich von drei Kilogramm deines Gewichts trennen, die du über die Jahre „angesammelt“ hast. Als „Lerche“ beginnt dein Tag womöglich bereits um fünf Uhr morgens, sodass du am Abend auch schon um 21 Uhr schlafen gehst. Für dich wäre Variante 2 die geeignetste. Dies bedeutet, dass zehn Stunden für Nahrungsaufnahme 14 Fastenstunden gegenüberstehen. Ob du die zehn Stunden Nahrungsaufnahme dann von 6–16 Uhr oder von 10–20 Uhr legst, ist sicherlich abhängig von deinen Gewohnheiten und den Lebensumständen. Auf jeden Fall ist es möglich, auch bei starker beruflicher Beanspruchung deine persönlichen Zeitfenster so zu legen, dass du keine übermäßige Disziplin brauchst, um dich eine Zeitlang auf diese Art zu ernähren.

Unser Autor Thomas Klaholz bevorzugt übrigens Variante 3: „Da ich weder ab- noch zunehmen möchte, mich aber auch bei der Auswahl meiner Speisen wenig einschränken mag, esse ich normalerweise in einem Zeitfenster von 12 Stunden. Wenn ich arbeite, liegt dieses Fenster im Zeitraum von 7–19 Uhr, an arbeitsfreien Tagen verschiebt es sich um ein bis zwei Stunden auf 9–21 Uhr. Damit geht es mir sehr gut, ich fühle mich gesund und ich halte seit vielen Jahren mein Gewicht konstant. Durch eine vitamin- und vitalstoffreiche Kost kann ich außerdem Bonuseffekte erzielen, die manche ungesunde Angewohnheit (viel Sitzen, wenig Bewegung) ausgleichen.“

Zuletzt noch eine wichtige Anmerkung: Alle vorgestellten Varianten des Intervallfastens gehen davon aus, dass im gewählten Essenszeitfenster alles gegessen werden darf, auf das du Lust hast. Das heißt allerdings nicht, dass du auch von allem so viel essen solltest, wie dein Appetit dich

manchmal glauben macht. „Iss, was du willst!“ ist kein Freifahrtschein im Sinne von „all you can eat“. Und es sollte auch keine Ausrede sein, dich nun ausschließlich von Fast Food und zuckerhaltigen Softgetränken zu ernähren.
Zusatzeffekte sind natürlich ebenso durch ein Sport- und Bewegungsprogramm zu erzielen, das du zwei- oder dreimal in der Woche durchführst. Interessanterweise sind aber die Effekte, die durch den Faktor Ernährung zu erzielen sind, deutlich höher als der Sport- und Bewegungsaspekt. Dies siehst du auch daran, dass du zum Beispiel die 600 Kalorien, die dich der Verzehr einer einzigen Tafel Schokolade „gekostet“ hat, durch einen 10–12 Kilometer langen Jogginglauf ausgleichen müsstest.
Da scheint die Methode des Intervallfastens doch die Erfolg versprechendere Alternative zu sein, jedenfalls für denjenigen, der einen solchen Lauf ungern auf sich nehmen möchte.

5.4. Dein persönliches Upgrade für eine gesunde Ernährung

All das in diesem Kapitel Gesagte gilt für Menschen mit einer durchschnittlichen oder sogar ungesunden Ernährungsweise. Es ist hoch spannend, um wie viel mehr du die geschilderten Effekte noch steigern kannst, wenn du dich dazu noch so gesund und vitalstoffreich ernährst, wie wir es in den vorherigen Kapiteln empfehlen. Wenn du die bisherigen Erkenntnisse aller Kapitel in diesem Buch für dich umsetzt und kombinierst, ergeben sich völlig neue Möglichkeiten zu einem Leben ohne ausgeprägtem Übergewicht oder ernährungsbedingter Erkrankungen.
Du hast für deine gesunde Ernährung nun grundsätzlich zwei Stellschrauben, an denen du drehen kannst.
Zum einen kannst du bestimmen, was du isst. Dies führt vielleicht zu einem Verzicht auf ungesunde Nahrungsmittel und zur Auswahl von gesunden, vitalstoffreichen Lebens-

mitteln, die du zudem optimal einkaufst, transportierst, lagerst und zubereitest, sodass du die enthaltenen Nährstoffe zum größten Teil auch wirklich für dich nutzen kannst. Zum Ausgleich hast du keinerlei Einschränkungen, wann du etwas isst (Typ A).
Oder es fällt dir leichter, nur zu bestimmten Zeiten zu essen und einige Stunden am Tag nichts zu dir zu nehmen, dich dafür aber nicht dahingehend einzuschränken, was du isst (Typ B).

Auf den Punkt gebracht, bedeutet das:

Gesunde Ernährung Typ A: Iss, wann du willst, aber nicht, was du willst!

Gesunde Ernährung Typ B: Iss, was du willst, aber nicht, wann du willst!

Zum krönenden Abschluss gibt es natürlich auch die Möglichkeit, Typ A und B zu kombinieren. Du entscheidest dich dann für Typ C = gesunde Ernährung XXL.
Dazu zählt eine vitalstoffreiche Kost, die viele gesunde sekundäre Pflanzenstoffe enthält. Du bist zurückhaltend mit manchen Nahrungsmitteln, die du eher als Genussgifte erkannt hast und achtest außerdem im Großen und Ganzen darauf, wann du dir Nahrung zuführst. Wie du weiter oben gesehen hast, reicht für ein gesundes Leben auch ein Verhältnis von 12:12, also 12 Stunden Nahrungsaufnahme und 12 Stunden Fasten aus.
Wenn du dich entscheidest, diesen dritten Weg einzuschlagen, wird dich dein Körper mit einem völlig neuen Wohlbefinden belohnen – einem echten Upgrade!

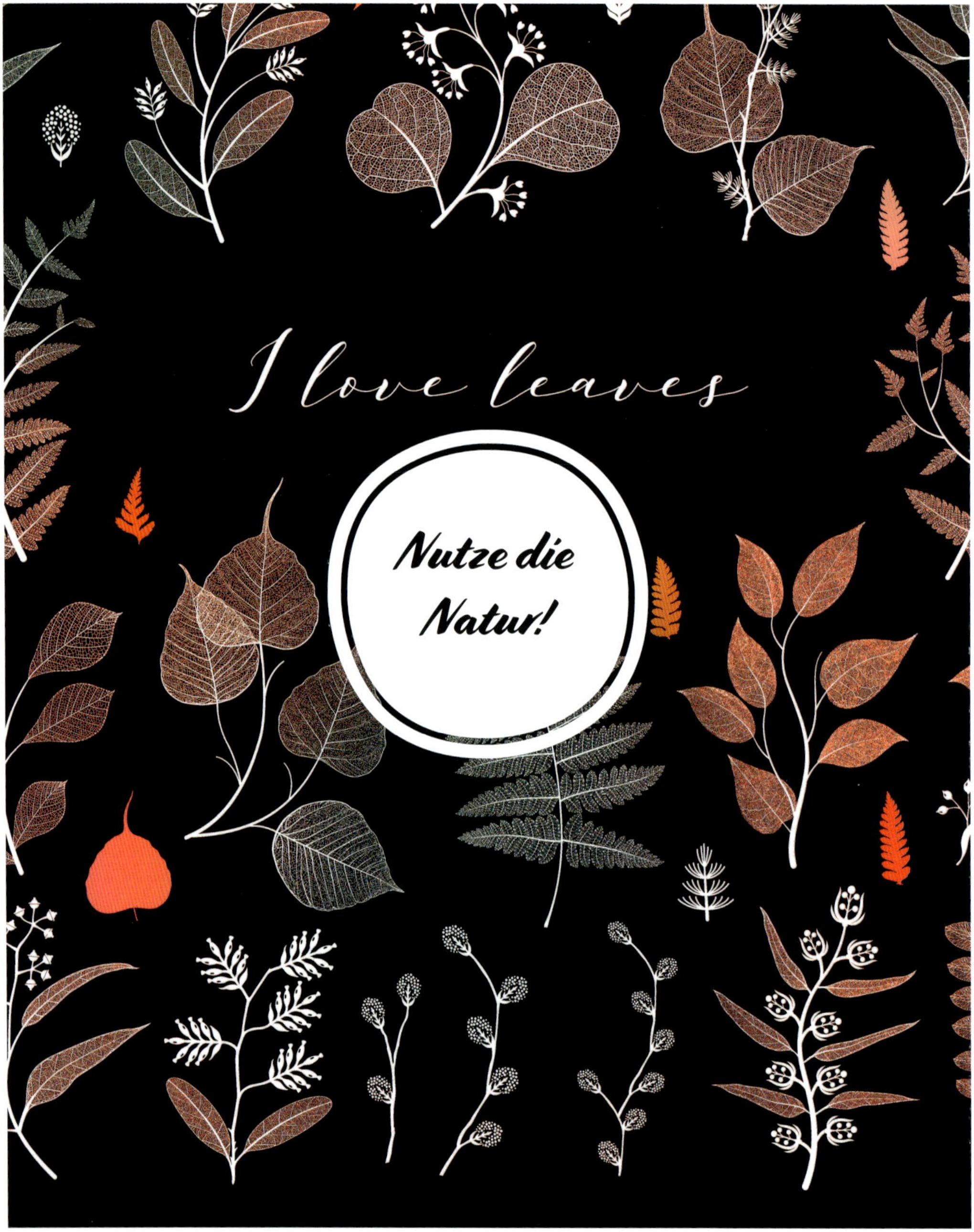
I love leaves
Nutze die Natur!

6. Helfer aus der Pflanzenwelt

Die Welt der Pflanzen bietet viele Spezialisten, deren Inhaltsstoffe uns Menschen sehr nützlich sein können. Im Folgenden (Kapitel 6.1.) findest du 45 Steckbriefe von außerordentlich interessanten Kandidaten. Die meisten von ihnen werden seit Jahrhunderten in der traditionellen Medizin verschiedener Teile dieser Welt genutzt. Im Anschluss daran haben wir spezielle Pflanzenstoffe aufgelistet, die besonders dazu geeignet sind, dich bei einer gesunden Lebensweise zu unterstützen (Kapitel 6.2.).

6.1. Pflanzen mit Heilkräften

Acaibeere

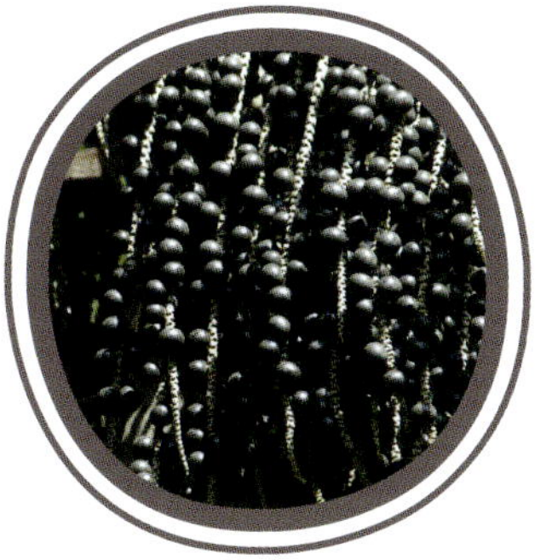

Euterpe oleracea

Merkmale
Die Acaibeere ist die Fraucht der Acaipalme (Kohlpalme).

Herkunft
Diese wächst vor allem in Südamerika, von Panama bis Brasilien.

Wirkstoffe und Wirkung
Die dunkle Farbe der Früchte beruht auf einem hohen Gehalt an antioxidativ wirkenden Anthocyanen und Polyphenolen. Diese binden freie Radikale und reaktive Sauerstoffspecies (ROS) im Körper, die für den natürlichen Alterungsprozess der Haut verantwortlich gemacht werden. Antioxidantien spielen im Anti-Aging eine wichtige Rolle. Zugleich können Antioxidantien präventiv bei Krankheiten eine Rolle spielen, die durch ein Zuviel an ROS gefördert werden.

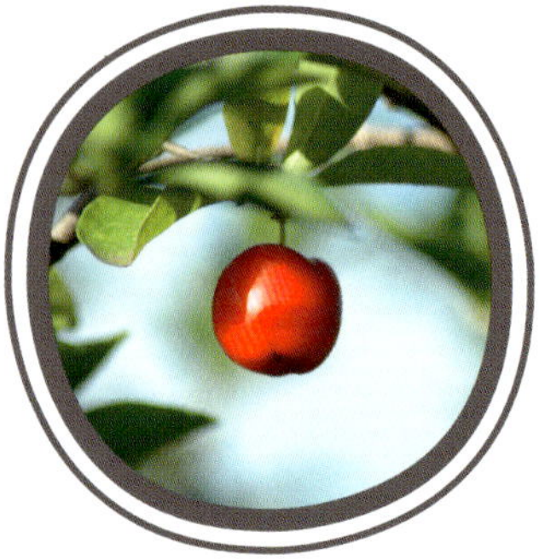

Malpighia punicifolia

Acerolakirsche

Merkmale

Die Acerolakirsche ist die Frucht des Acerolastrauchs, ein immergrüner, niederliegender Strauch mit Wuchshöhen von 1–3 m.

Herkunft

Texas, Mexiko, Panama, Brasilien, Guatemala, Jamaika

Wirkstoffe

Die Acerolakirsche weist einen hohen Gehalt an Vitamin C auf, wobei in 100 g Frischsaft 1400–4500 mg des Vitamins enthalten sind. Acerolas enthalten auch Provitamin A, Vitamin B1 und Vitamin B2. Die beiden B-Vitamine sind wichtig für den Energiestoffwechsel.

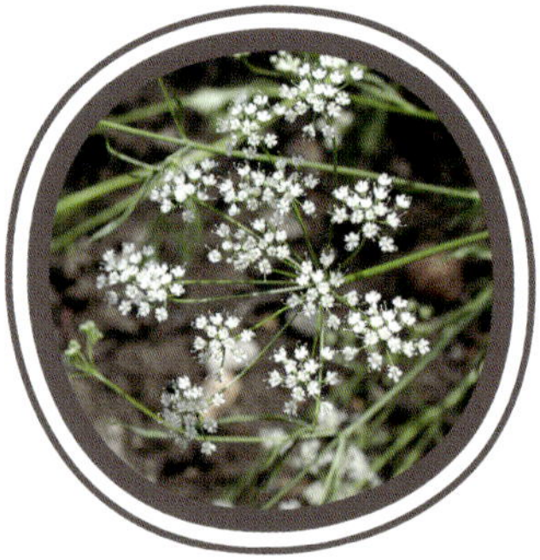

Pimpinella anisum

Anis

Merkmale

Anis wächst als einjährige krautige Pflanze mit einer Wuchshöhe von 10–60 cm. Ihr stark verzweigter Stängel ist leicht behaart.

Herkunft

Anis stammt aus dem östlichen Mittelmeerraum und wächst in Gebieten mit gemäßigtem Klima.

Wirkstoffe

Das ätherische Öl in Anis wirkt krampflösend und hilft somit, als Tee zubereitet, gegen Verdauungsbeschwerden und außerdem bei Erkältungen schleimlösend.

Aroniabeere

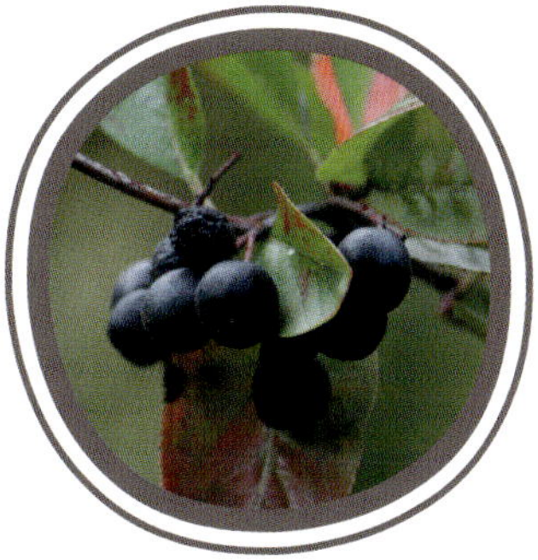

Aronia melanocrapa

Merkmale
Die Aroniabeere ist die Frucht des Aroniastrauchs (Apfelbeere).

Herkunft
Sie hat ihren Ursprung in Nordamerika; in Mitteleuropa wurde sie als Zier- und Obststrauch eingeführt.

Wirkstoffe
Die Früchte enthalten alle B-Vitamine sowie die Vitamine A, C, E und K. Bei den Mineralien und Spurenelementen kann die Aroniabeere mit ansehnlichen Mengen an Kalzium, Magnesium, Kalium, Zink und Eisen aufwarten. Außerdem enthält die Frucht eine hohe Konzentration an Polyphenolen. Sie gelten als immens kraftvolle Antioxidantien, von denen die Aroniabeere im Vergleich zu anderen Beeren eine unübertroffen hohe Menge enthält. Aufgrund ihrer außergewöhnlich starken antioxidativen Wirkung wird den Polyphenolen eine Vielzahl gesundheitsfördernder Wirkungen zugeschrieben.

Artischocke

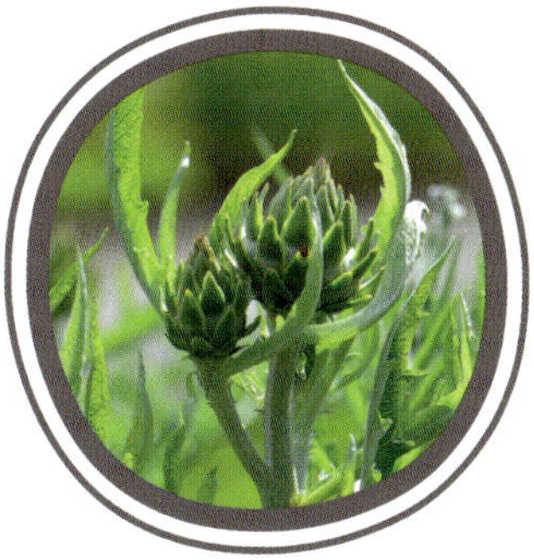

Cynara scolymus

Merkmale
Die Artischocke ist eine mehrjährige bis zu 2 m hoch wachsende Pflanze. Sie hat fiederspaltige, unterseits filzig behaarte Blätter, die mit bogenförmig spitzen Stacheln auslaufen.

Herkunft
Sie kommt vor allem im Mittelmeerraum vor, wird aber ebenso in Südamerika und Kalifornien angebaut.

Wirkstoffe
Der im Artischockenkraut enthaltene Wirkstoff Cynarin fördert Gallenbildung und Gallenfluss und verbessert die entgiftende Funktion der Leber.

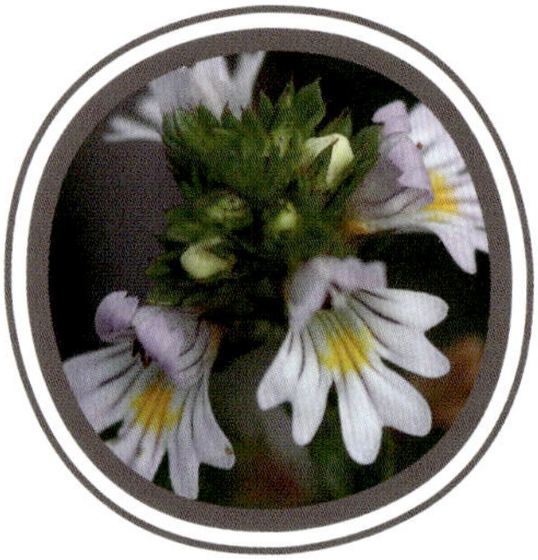

Euphrasia nemorosa

Augentrost

Merkmale
Der Augentrost wächst als einjährige bis ausdauernde krautige Pflanze und seine Laubblätter sind gegenständig angeordnet.

Herkunft
Er ist weltweit vertreten mit einem Schwerpunkt auf der Nordhalbkugel.

Wirkstoffe
Iridoidglukoside wie Aucubin, Euphrosid und Catapol finden ihren Nutzen in Anwendungsgebieten wie Husten und Heiserkeit, aber auch besonders bei Entzündungen der Augenbindehaut.

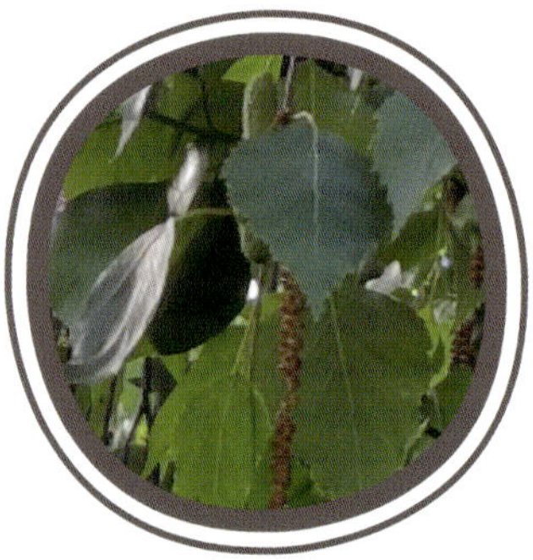

Betula

Birkenblätter

Merkmale
Die Birke ist ein Baum von 25 m, dessen junge Stämme eine weiße Rinde besitzen, welche später nachdunkelt.

Herkunft
Sie wächst vor allem in Europa, Asien und Nordamerika.

Wirkstoffe
In Birkenblättern enthaltenen Flavonoide und Triterpene bewirken, dass mehr Harn gebildet werden kann und so-

mit die ableitenden Harnwege durchspült werden.

Brennnessel

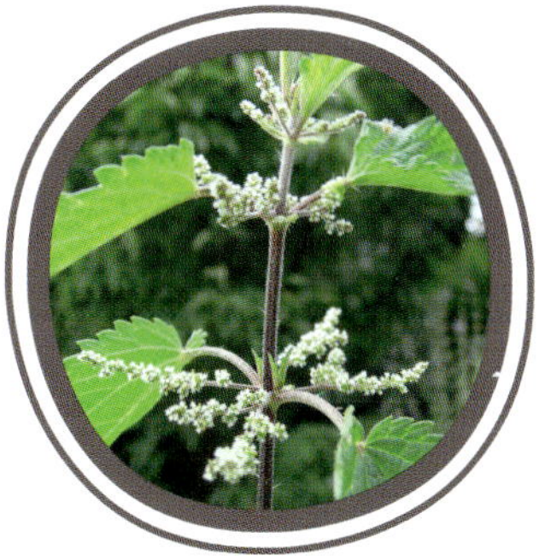

Urtica dioica

Merkmale

Brennnesseln wachsen als einjährige oder ausdauernde Pflanzen mit einer Wuchshöhe von 10–300 cm.
Die ausdauernden Arten bilden Rhizome als Ausbreitungs- und Übertragungsorgane.

Herkunft

Brennnesseln sind nahezu weltweit vertreten.

Wirkstoffe

In der Phytotherapie werden polyphenolreiche Extrakte aus den Wurzeln oder des Krautes von Brennnessel verwendet. Ihre Einsatzgebiete liegen bei der Hemmung von Entzündungen oder bei der Behandlung von Harnwegsinfekten oder Nierengrieß.

Brombeere

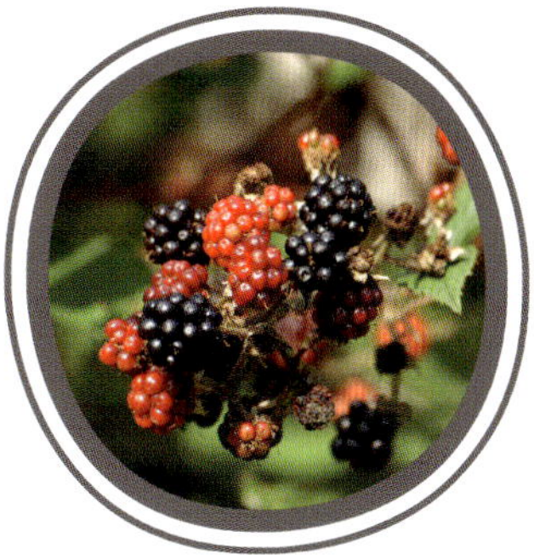

Rubus fruticosus

Merkmale

Brombeeren sind etwas verholzende, ausdauernde, krautige Kletterpflanzen, die 0,5–3 m hoch werden.

Herkunft

Sie wachsen in Nordamerika und Europa.

Wirkstoffe

Die Blätter sind reich an Flavonoiden und Gerbstoffen, die in Form eines Teeaufgusses bei akuten Durchfallerkrankungen sowie bei Schleimhautentzündungen im Mund und Rachenbereich verwendet werden.

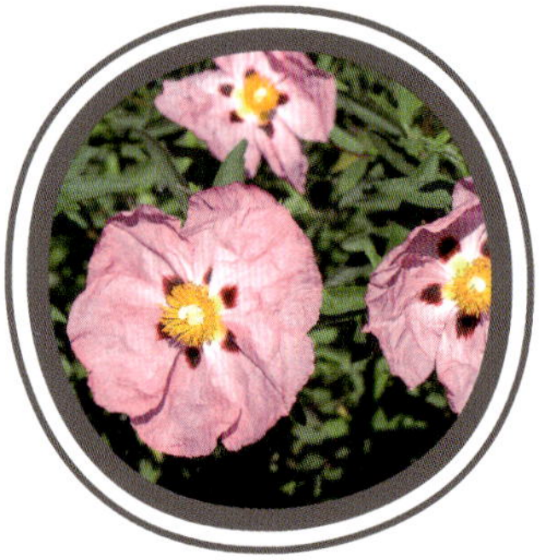

Cistus creticus

Cistrosenkraut

Merkmale
Zistrosen sind stark verzweigte buschige Sträucher mit aromatischem Harz, dem Labdanum.

Herkunft
Sie wachsen im Mittelmeerraum und auf den Kanarischen Inseln.

Wirkstoffe
Das Cistrosenkraut ist besonders reich an phenolischen Sekundärstoffen und daher ein starkes Antioxidans.
Es hemmt zudem die Vermehrung von Viren und die Vermehrungsfähigkeit von Bakterien oder tötet diese ab.

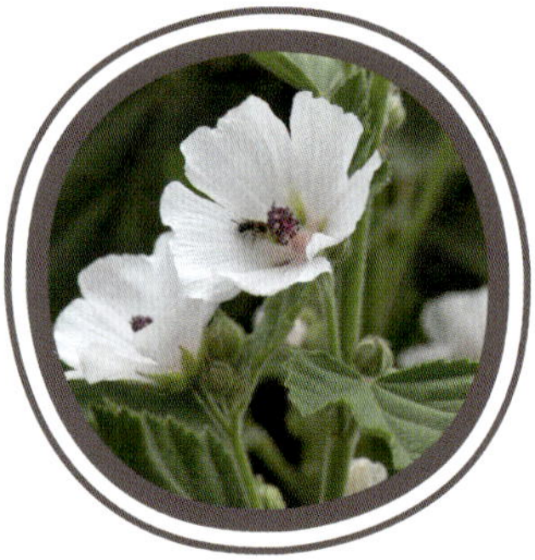

Althaea officinalis

Eibischwurzel

Merkmale
Eibisch wird bis zu 1,5 m hoch und besitzt einen fingerdicken ästigen Wurzelstock. Der Stängel sowie die Blätter sind filzig behaart.

Herkunft
Eibisch kommt in wilder Form in Südrussland und Kasachstan vor. Als Arzneipflanze weit verbreitet angebaut.

Wirkstoffe
Schleimstoffe aus Glucanen, Arabinogalactanen und Rhamnogalacturonanen sind die Inhaltsstoffe der Wurzel und finden ihren Nutzen insbesondere als Hustensaft oder als Tee gegen trockenen Reizhusten.

Eisenkraut

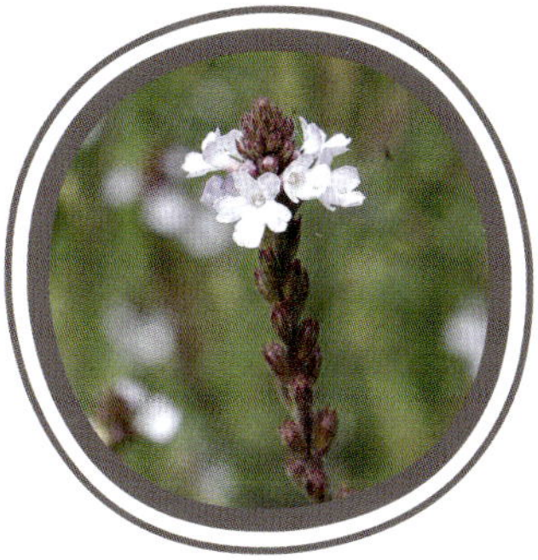

Verbena officinalis

Merkmale
Eisenkraut wächst als sommergrüne, seltener einjährige bis meist kurzlebig ausdauernde krautige Pflanze.

Herkunft
Weltweites Vorkommen in gemäßigten und tropischen Gebieten

Wirkstoffe
Eisenkraut hat in der Pflanzenheilkunde eine lange Tradition, die bis ins Altertum zurückreicht. Eisenkraut wird eine harntreibende, Gallenfluss anregende und antirheumatische Wirkung nachgesagt. Es enthält ätherisches Öl, Iridoidglukoside wie Verbenalin, ferner Verbenin, Bitterstoffe und Gerbstoffe.

Fenchel

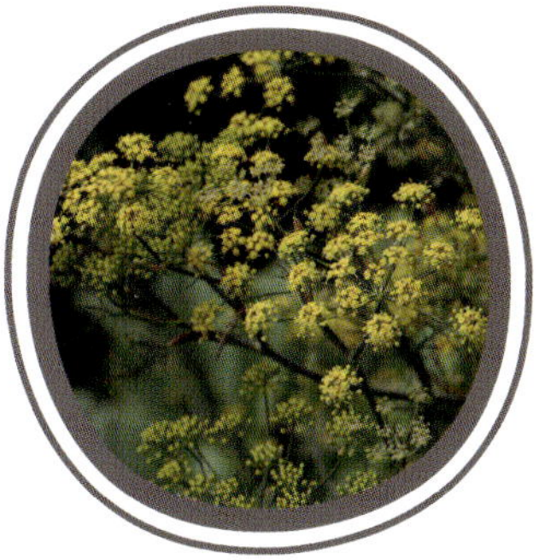

Foeniculum vulgare

Merkmale
Fenchel ist eine zweijährige bis ausdauernde Pflanze, die Wuchshöhen von 40–200 cm erreichen kann. Der stielrunde Stängel ist kahl und bläulich bereift.

Herkunft
Das Verbreitungsgebiet des Fenchels umfasst Südeuropa, Nordafrika, Madeira, die Kanarischen Inseln, die Ukraine, Georgien, Pakistan und Westasien.

Wirkstoffe
Fenchel enthält ätherische Öle, Kieselsäure, Mineralsalze, Stärke, Vitamin A, B und C und wird bei Erkältungen und bei Störungen des Magen-Darm-Traktes eingesetzt.

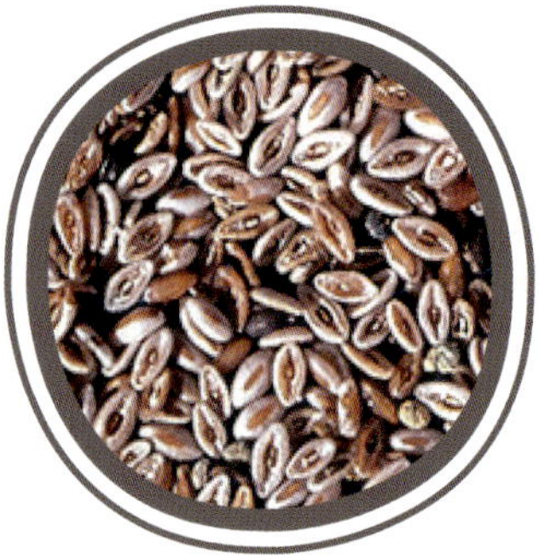

Plantago ovata semen

Flohsamen

Merkmale
Flohsamen gehört zu den Wegerichgewächsen. Diese sind einjährige bis ausdauernde krautige Pflanzen. Die Laubblätter stehen in einer grundstehenden Rosette am Stängel verteilt.

Herkunft
Der Wegerich ist in Südeuropa, den Kanaren, Afrika, West- und Mittelasien bis Pakistan verbreitet.

Wirkstoffe
Flosine-Polysaccharide sorgen dafür, dass Flohsamenschalen als natürliches Quellmittel eingesetzt werden können und somit bei Durchfall oder Verstopfung helfen können.

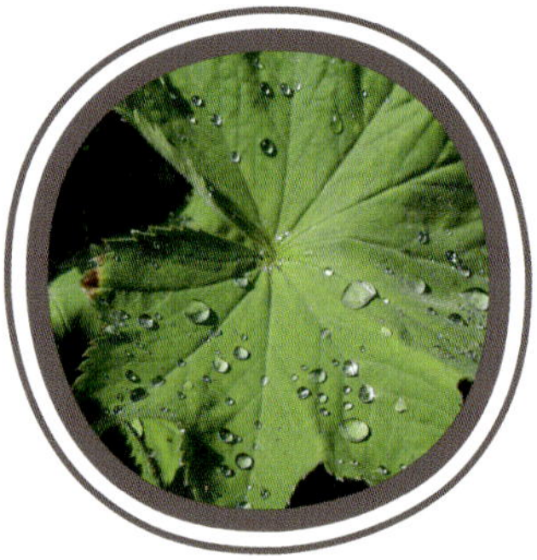

Alchemilla vulgaris

Frauenmantel

Merkmale
Frauenmantel sind sommergrüne Halb- oder Zwergsträucher und meistens ausdauernde und krautige Pflanzen.

Herkunft
Der Frauenmantel kommt in mitteleuropäischen Mittelgebirgen, ferner in Gebirgen wie dem Kaukasus, den Karpaten, den Alpen und dem Elburs-Gebirge verbreitet vor.

Wirkstoffe
Frauenmantelkraut ist reich an Gerbstoffen. Es ist eine traditionelle Heilpflanze im Bereich der Frauenheilkunde, da es äußerlich antimikrobiell und innerlich beruhigend bei Menstruationsbeschwerden und Magen-Darm-Problemen wirkt.

Goji-Beere

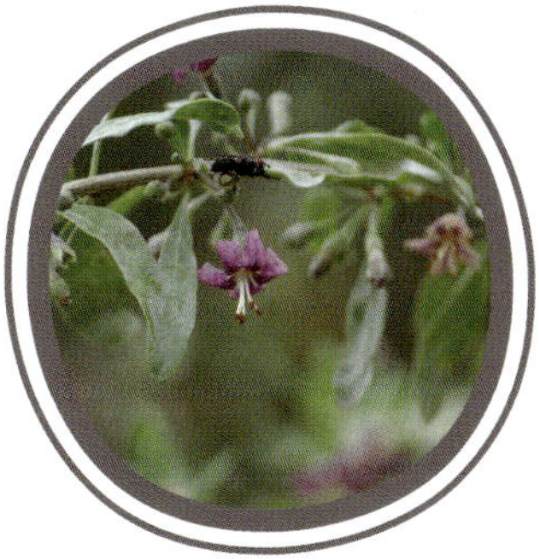

Lycium halmifolium

Merkmale

Der Goji-Busch gehört zur Familie der Nachtschattengewächse, ist jedoch winterhart und kann somit nur in mitteleuropäischem Raum gepflanzt werden.

Herkunft

Die Goji-Beere hat ihren Ursprung in China und der Mongolei. Sie ist außerdem in manchen Regionen Tibets und des Himalayas zu finden.

Wirkstoffe

Goji-Beeren weisen eine sehr hohe Antioxidantien- und Nährstoffdichte auf. Insbesondere beinhalten sie Carotinoide, Vitamin C, Vitamin E und mehr Eisen als Spinat. Somit sind Goji-Beeren gesund für die Augen und stärken das Immunsystem.

Granatapfel

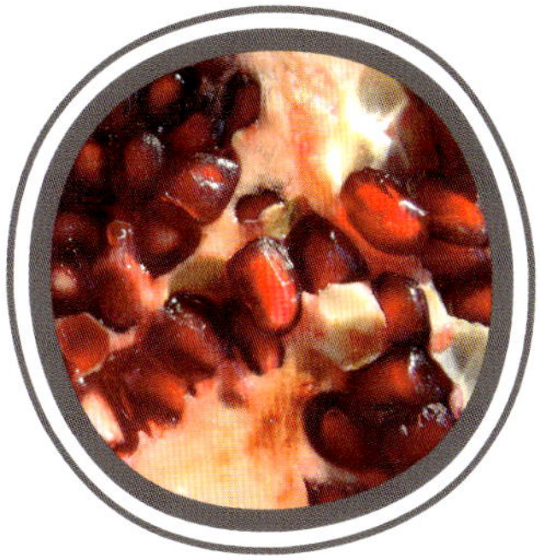

Punica granatum

Merkmale

Granatäpfel sind Scheinbeerenfrüchte, welche zur Familie der Weiderichgewächse gehören. Sie wachsen an kleinen sommergrünen Bäumen oder Sträuchern.

Herkunft

Der Granatapfel ist in West- und Mittelasien verbreitet und wird häufig im Mittelmeerraum angebaut.

Wirkstoffe

Er gehört zu einer der größten Quellen für Antioxidantien und kann dadurch dazu beitragen, krankheitsauslösende freie Radikale (ROS) abzuwehren. Unter den gesundheitsfördernden sekundären Pflanzenstoffen sind vor allem die antioxidativen Flavonoide und Gerbstoffe enthalten. Hinzu kommen hohe Konzentrationen von Vitamin C, Kalium und Pantothensäure (Vitamin B5). Die Fähigkeit, im menschlichen Organismus oxidativen Stress zu reduzieren, macht den Granatapfel zu einer hochwirksamen, natürlichen Waffe gegen Entzündungskrankheiten.

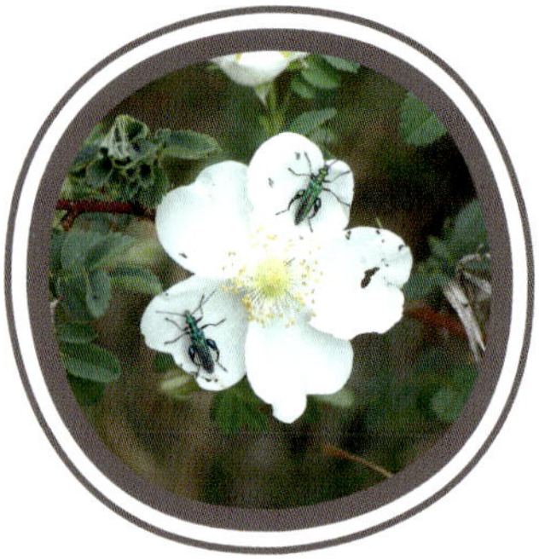

Rosa canina

Hagebutten

Merkmale

Die Früchte von Rosen (z.B. Heckenrose) werden Hagebutte genannt. Die Hagebutte zählt mit ihren vielen kleinen in ihr enthaltenen Nüssen zu den Sammelfrüchten. Die kleinen Nüsse der Hagebutte sind mit Härchen übersäht, die bei Berührung Juckreize auslösen.

Herkunft

Rosen zur Gewinnung von Hagebutten werden in Europa und Asien angebaut, haben sich aber bis nach Südamerika und Nordafrika verbreitet.

Wirkstoffe

Sie birgt einen beträchtlichen Anteil an Vitamin C. Darüber hinaus beinhaltet sie Carotinoide (Provitamin A), Vitamin B1 und B2 sowie Vitamin E. So stärkt sie das Immunsystem und beugt Erkältungen vor.

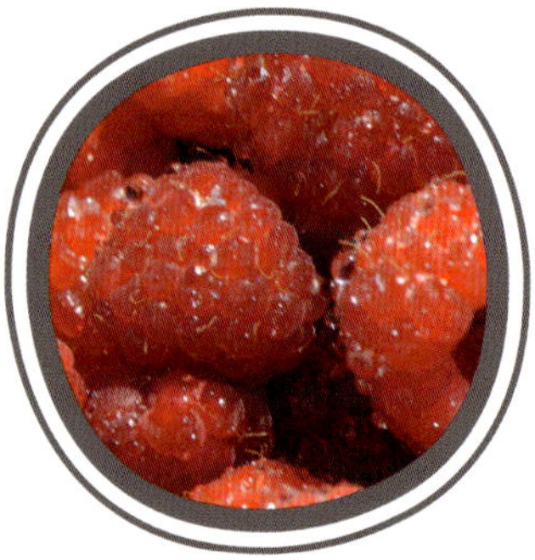

Rubus idaeus

Himbeere

Merkmale

Der Himbeerstrauch ist ein heimisches Rosengewächs und wächst von 0,6–2 m in die Höhe. Seine Ruten, dessen Blattspreiten aus drei, fünf oder sieben gezähnten Fiederblättern bestehen, sind mit feinen Stacheln übersäht.

Herkunft

Die Himbeere ist im gemäßigten und borealen Europa und Westsibirien verbreitet. Je weiter man in den mediterranen Bereich gelangt, werden sie seltener und sind meistens nur noch in Gebirgen zu finden.

Wirkstoffe

Als Tee zubereitet mildern Himbeerblätter Entzündungen im Mund- und Rachenbereich und können mit Kamille zusammen gegen Blähungen helfen. Die Blätter sind reich an antioxidativen Polyphenolen beinhalten einen hohen Vitamin-C-Gehalt.

Holunderblüten

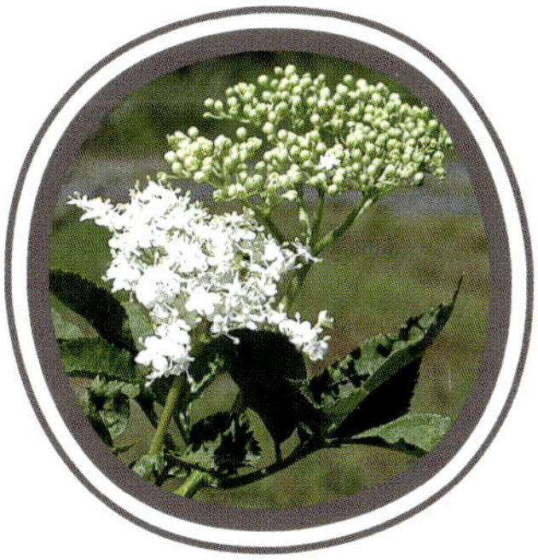

Sambucus nigra

Merkmale

Der Holunder gehört zur Pflanzengattung der Moschusgewächse. Sie sind meist verholzende Pflanzen und wachsen als Halbsträucher, Sträucher oder kleine Bäume.

Herkunft

Der Holunder ist in ganz Europa, Asien und Nordamerika beheimatet.

Wirkstoffe

Holunderblüten zeigen Wirkungen gegen Rheuma, Gicht, Fieber, Verschleimungen und dienen auch als Einschlafhilfe. Außerdem dienen sie als ein schweißtreibendes Mittel, welches den Stoffwechsel fördert und in Form von Tee gegen Blähungen hilft, Magenkrämpfe lindert und die Nierentätigkeit anregen kann.

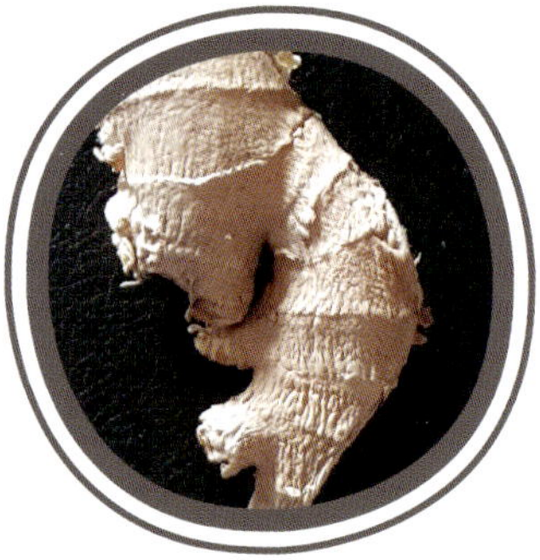

Zingiber officinale

Ingwerwurzel

Merkmale

Ingwer ist eine ausdauernde krautige Pflanze, die Wuchshöhen von 50–150 cm erreicht. Durch ihren dicken Stängel und ihre langen Blätter bekommt die Pflanze ein schilfartiges Aussehen.

Herkunft

Den Ursprung hat die Ingwerwurzel in Indien, sie wird aber heutzutage auch in China, Jamaika, Nigeria, Japan und Brasilien angebaut.

Wirkstoffe

Mit Inhaltsstoffen wie ätherischen Ölen, Zingiberen, Zingiberol, Gingerol und Shogaol hilft die Ingwerwurzel besonders bei der Beseitigung von Übelkeit und bei Infektionen.

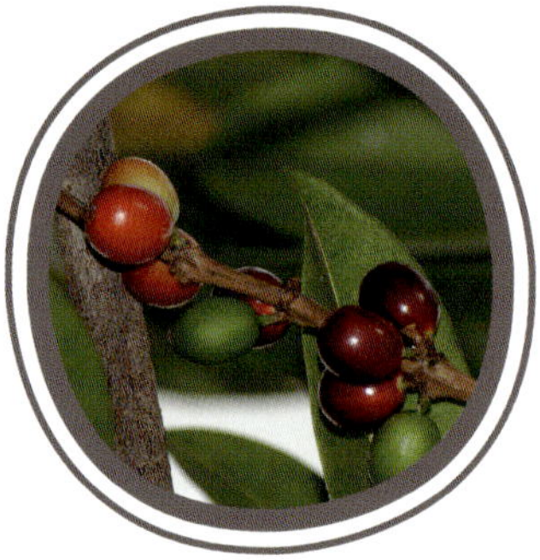

Coffea arabica

Kaffeepflanze

Merkmale

Kaffeepflanzen sind immergrüne kleine Bäume oder Sträucher. Die gestielten Laubblätter besitzen eine einfache, glänzende Blattspreite. Die Früchte sind zunächst grün, und rot im reifen Zustand.

Herkunft

Die Kaffeepflanze hat ihren Ursprung in Äthiopien und wird heute hauptsächlich in tropisch-äquatorialen Ländern angebaut.

Wirkstoffe

Der wirksamste Inhaltsstoff der Kaffee-Samen ist Koffein. Kaffee steigert die Gehirndurchblutung und somit auch die

Konzentration. Außerdem weisen die Polyphenole eine hohe antioxidative Wirkung auf, die zerstörerische Zellprozesse verhindern und einen effektiven Schutz vor freien Radikalen leisten.

Kamille

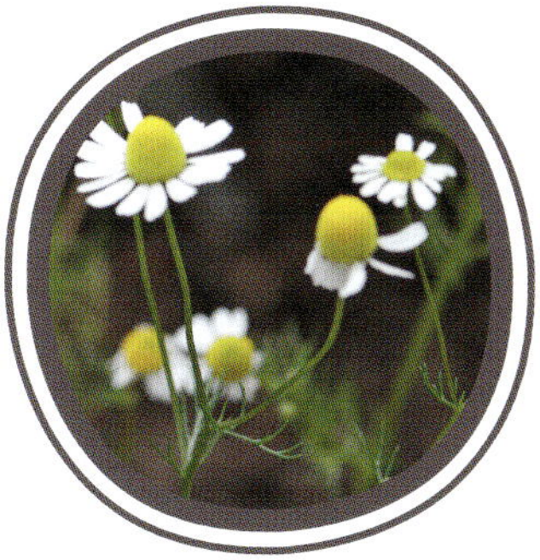

Matricaria recutita

Merkmale
Die Kamille ist eine krautige, einjährige Pflanze und erreicht Wuchshöhen von 15–50 cm.

Herkunft
Die ursprünglich in Süd- und Osteuropa verbreitete Kamille ist heute praktisch in ganz Europa und Amerika heimisch.

Wirkstoffe
Aus Kamillenblüten wird ätherisches Öl gewonnen, welches nachweislich gegen Entzündungen, Bakterien und Pilze wirkt. Zusätzlich fördert es die Wundheilung.

Lavendel

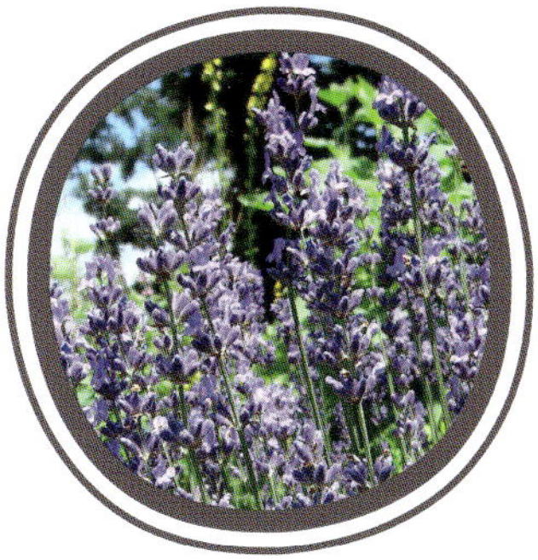

Lavandula angustifolia

Merkmale
Der Lavendel ist ein buschig verzweigter, mehrjähriger Halbstrauch mit aufrechten Zweigen. Typisch sind seine blauen, violetten oder rosafarbenen Blüten.

Herkunft
Seinen Ursprung hat Lavendel in den Küstenregionen des Mittelmeerraums. Er wächst an felsigen, trockenen Hängen und wird weltweit kultiviert.

Wirkstoffe

Extrakte aus Lavendel wirken beruhigend und sollen bei leichter Unruhe, Schlafstörungen und Magen-Darm-Beschwerden helfen. Die Blüten und Blätter enthalten ätherisches Öl, Gerbstoffe, Glykoside und Saponine.

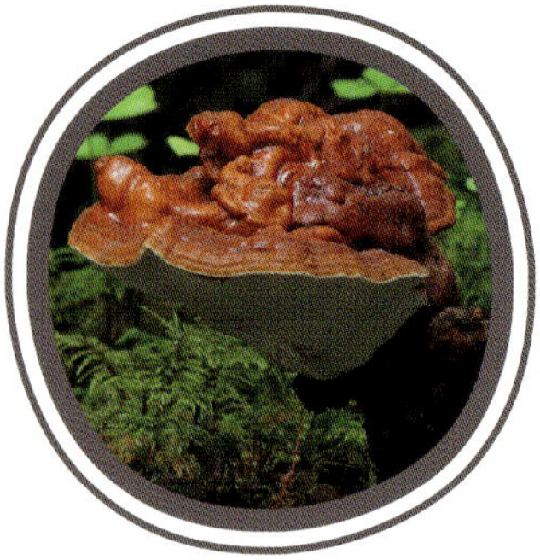

Ganoderma lucidum

Ling Zhi

Merkmale

Der Ling Zhi ist ein derber Pilz mit einem etwa 5–20 cm hohem Hut, der an einem (meist) seitlichen Stiel sitzt. Der Hut des Fruchtkörpers wird etwa 1–3 cm dick. Der Fruchtkörper ist mit einer gelblichen, später rötlich (bis rötlichbraun oder rötlich-schwarz) nachdunkelnden Harzschicht bedeckt.

Herkunft

Ursprünglich stammt der Pilz aus China und ist hier einer der bedeutendsten Heilpilze in der traditionellen chinesischen Medizin. Wild gesammelt kommt er extrem selten vor, weswegen er lange Zeit wie ein Schatz gehütet wurde.

Wirkstoffe

Seine Inhaltsstoffe bieten eine große Vielfalt an Wirkstoffen. Dazu gehören über 100 Triterpene, die für den Schutz der Leber sorgen und Bluthochdruck mindern. Ling Zhi enthält außerdem Beta-Glucane, die im Darm präbiotisch wirken und beim Aufbau einer intakten Darmflora helfen, welche die Grundlage für Wohlbefinden und Gesundheit ist. Ling Zhi wirkt positiv auf Herz und Kreislauf, fördert die körperliche Konstitution und lindert Nervosität, Schlafstörungen, Stress und Erschöpfung. Er enthält den Neurotransmitter Gamma-Aminobuttersäure und gilt daher als wahrer Stresshemmer. Weiterhin enthält er Antioxidantien, die freie Radikale bekämpfen und somit dem Alterungsprozess der Haut sowie zahlreichen degenerativen Erkrankungen von Blutgefäßen, Herz, Nieren und Leber entgegenwirken. Er ist deswegen auch zum Liebling der Anti-Aging-Medizin avanciert. Aufgrund seiner antientzündlichen Kräfte setzen ihn Therapeuten bei Rheuma, Arthrose, Asthma und Allergien ein. Am bedeutendsten aber sind wohl seine tumorhemmenden Eigenschaften, die bei Krebserkrankungen nützlich sein können. Ein Zusammenspiel von krebshemmenden Proteinen, immunstimulierenden Polysacchariden und von Triterpenen, die für Krebszellen giftig sind, begünstigt diese Wirkung. In Amerika ist der Ling Zhi deshalb längst als Begleitmedizin in der Krebstherapie anerkannt, um die Leukozytenzahl zu steigern und Therapien besser verträglich zu machen.

Löwenzahn

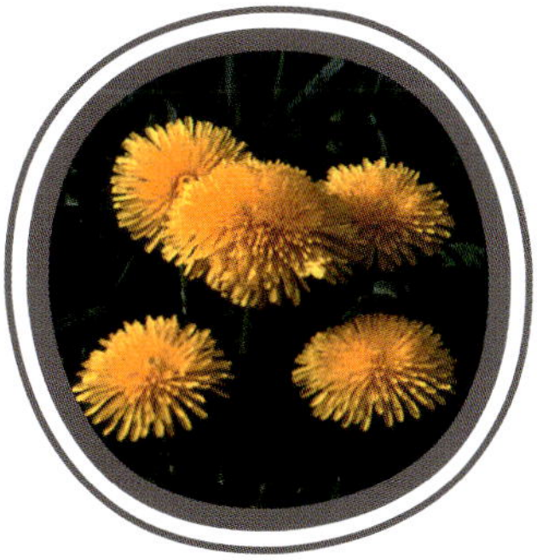

Taraxacum officinale

Merkmale

Der Löwenzahn ist eine ausdauernde, krautige Pflanze, die Wuchshöhen von 10–20 cm erreicht und in allen Bestandteilen einen weißen Milchsaft enthält. Ihre gelben Blüten und Fallschirmfrüchte sind allgemein bekannt.

Herkunft

Er hat seinen Ursprung in Zentralasien, von wo aus er sich in Richtung Europa verbreitet hat. Heute weltweit vorkommend.

Wirkstoffe

Die Löwenzahnblätter sind reich an Bitterstoffen (Sesquiterpenlaktone) und Flavonoide. Diese sorgen für eine verdauungs- und gallenflussfördernde Wirkung. Ihnen wird außerdem eine beruhigende, harntreibende und entzündungshemmende Wirkung nachgesagt.
Die Bitterstoffe, die als hauptsächliche Wirkstoffe in der

Löwenzahnwurzel gelten, sind Taraxacin, Euresmolide und Germacronoide. Diese regen den Appetit an, helfen bei trockener Haut oder auch gegen chronische Müdigkeit.

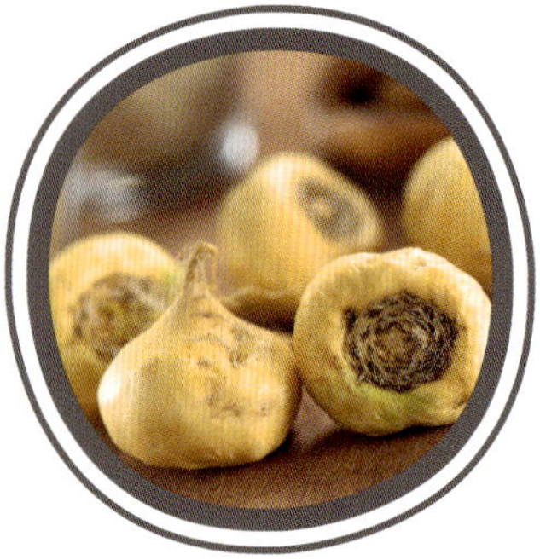

Lepidium meyenii

Macawurzel

Merkmale

Maca wächst als ein- oder zweijährige, krautige Pflanze und erreicht eine maximale Wuchshöhe von 20 cm.

Herkunft

Sie ist in den Anden Perus beheimatet.

Wirkstoffe

Die Macawurzel soll zur Steigerung der sexuellen Lust, der Orgasmusfähigkeit und der Spermaproduktion beitragen. Außerdem hat die Macawurzel einen ausgleichenden Effekt auf die Nerven und den menschlichen Hormonhaushalt.

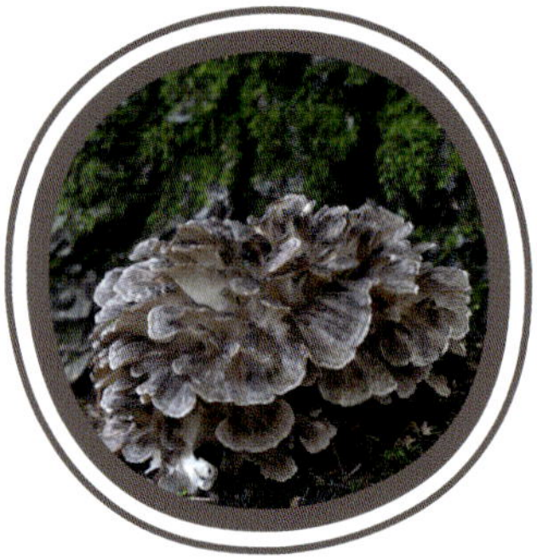

Grifola frondosa

Maitake

Merkmale

Der Maitake ist ein Baumpilz. Er ist halb Schwächeparasit, halb Saprobiont und lebt auf uralten, kranken und auf abgestorbenen Bäumen oder Baumstümpfen. Der Pilz verursacht eine Weißfäule.

Herkunft

In Japan ist er seit dem 11. Jahrhundert bekannt. Der „tanzende Pilz“ wird seither in der traditionellen chinesischen Medizin eingesetzt. Maitake wächst in Erdnähe an der Stammbasis von Eichen und einigen anderen Hartholzbäumen auf warmen, nährstoffreichen und grundwassernahen Standorten.

Wirkstoffe

Traditionell gilt er als Blutdruck und Cholesterin senkendes Mittel, dient zum Schutz der Leber und wird bei Übergewicht sowie Diabetes eingesetzt. Dem Gemeinen Klapperschwamm oder Laubporling, wie er hierzulande heißt, attestieren medizinische Studien außerdem eine starke zytostatische und virostatische Wirkung. Er enthält einen hohen Anteil an Ergosterin, der Vorstufe von Vitamin D2. Seine Polysaccharide aktivieren das Immunsystem. Positive Effekte wurden bereits bei Brust-, Lungen-, Leber- und Gebärmutterhalskrebs sowie bei Menschen mit HIV beobachtet. Maitake schützt die Leber und führt zu Verbesserungen bei Hepatitis.

Malve

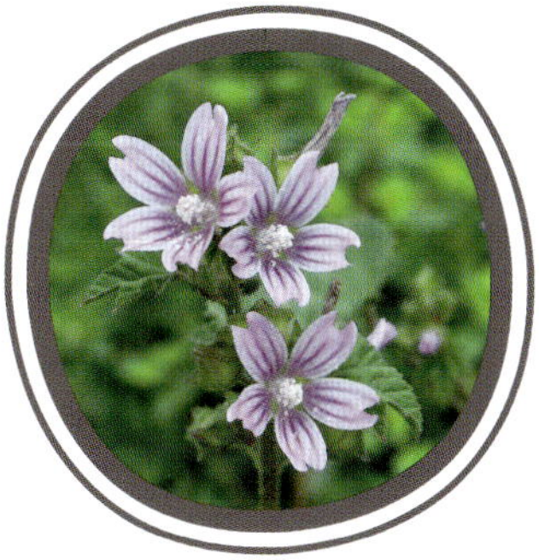

Malva sylvestris

Merkmale

Die wilde Malve wächst als überwinternd grüne, meistens zweijährige bis ausdauernde krautige Pflanze, die Wuchshöhen von 30–125 cm erreicht.

Herkunft

Die Malve wächst in vielen Ländern Europas bis hin in die subtropischen Zonen der nördlichen Halbkugel.

Wirkstoffe

Malvenblüten sind reich an Schleimstoffen, welche reizlindernd und einhüllend bei Mundschleimhautreizungen oder Reizungen der Schleimhäute im Rachenbereich wirken.

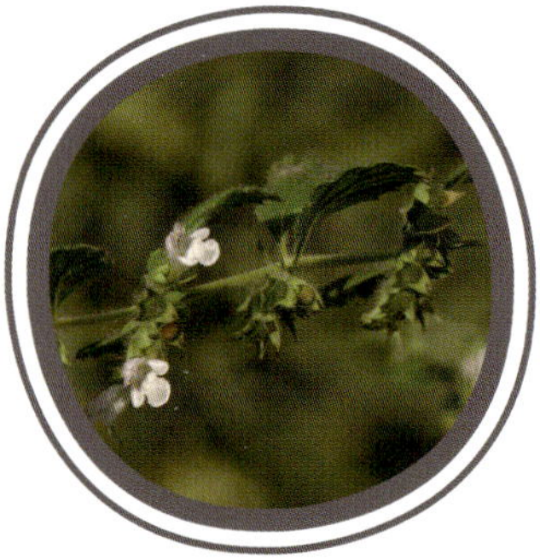

Melissa officinalis

Melisse

Merkmale

Die Zitronenmelisse ist eine ausdauernde, krautige Pflanze, die 25–30 Jahre alt werden kann und Wuchshöhen von 20–90 cm erreicht.

Herkunft

Die Melisse ist im östlichen Mittelmeergebiet und in Westasien beheimatet.

Wirkstoffe

Melissenblätter werden oftmals bei Verdauungsbeschwerden, Schlafstörungen oder innerer Unruhe angewendet. Außerdem kann durch die in Melissenblättern enthaltenen Gerbstoffe Lippenherpes bekämpft werden.

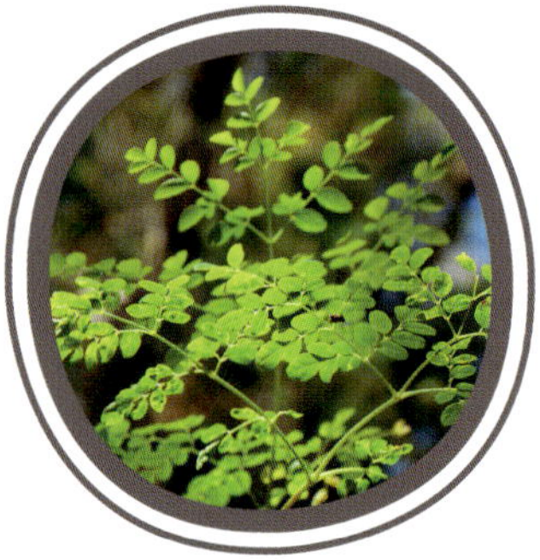

Moringa oleifera

Moringa

Merkmale

Charakteristisch für den Moringa sind sein kurzer, angeschwollener Stamm und seine langen, herabhängenden Bohnenfrüchte.

Herkunft

Er hat seinen Ursprung in Nordindien und ist heute auch in Asien, Afrika und Lateinamerika weit verbreitet.

Wirkstoffe

Die Moringablätter weisen einen hohen Gehalt an freien Aminosäuren auf. Außerdem enthalten sind Carotinoide, Vitamin C, Omega-3-Fettsäuren, Kalzium, Magnesium, Kalium, Eisen und Zink.

Mate

Merkmale

Der immergrüne Mate-Strauch, er wird auch Mate-Baum genannt, hat eine oval zulaufende Baumkrone und einen hellgrauen Stamm. Er erreicht Wuchshöhen von 12–14 m.

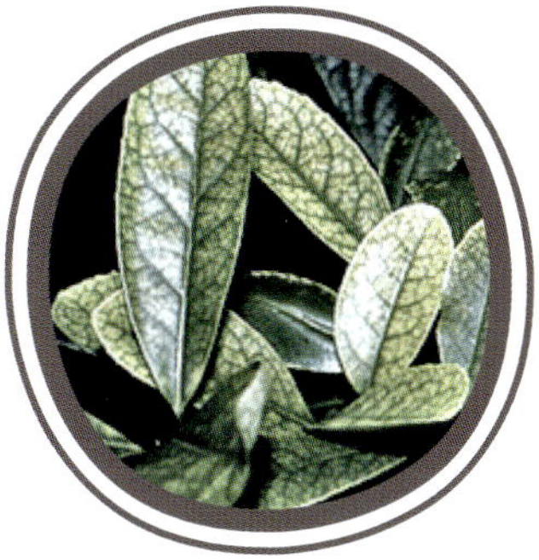

Ilex paraguensis

Herkunft

Der Mate-Strauch wächst als Unterholz in den Araukarien-Wäldern Brasiliens, Argentiniens und Paraguays.

Wirkstoffe

Das in den Mateblättern enthaltene Koffein stimuliert das Nervensystem und der Herzschlag wird beschleunigt. Neben Koffein ist außerdem das mildere Theobromin enthalten, welches in Zusammenarbeit mit Koffein Kalzium freisetzend wirkt und somit die Muskulatur aktiviert.

Pfefferminze

Merkmale

Die Pfefferminze ist eine ausdauernde, krautige und frostharte Staude. Sie wird 30–90 cm hoch, wurzelt flach und entwickelt zahlreiche unter- und oberirdische Ausläufer.

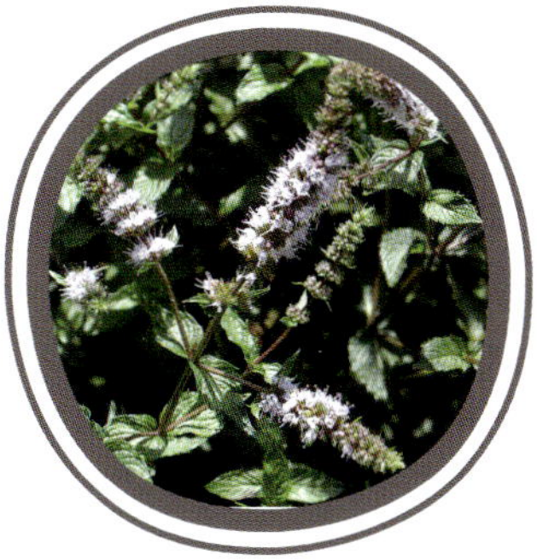

Mentha spicata

Herkunft

Pfefferminze hat ihren Ursprung in Ostasien, ist aber heute vielfach wild aufzufinden und wird vor allem in Griechenland, England und Spanien angebaut.

Wirkstoffe

Als Tee zubereitet wirken Pfefferminzblätter krampflösend, gallentreibend und verdauungsfördernd. Aus den Blättern wird ein ätherisches Öl gewonnen, das Menthol und andere Monoterpene enthält, die entspannend wirken. Zusätzliche Inhaltsstoffe sind Rosmarinsäure, Flavonoide und Triterpene.

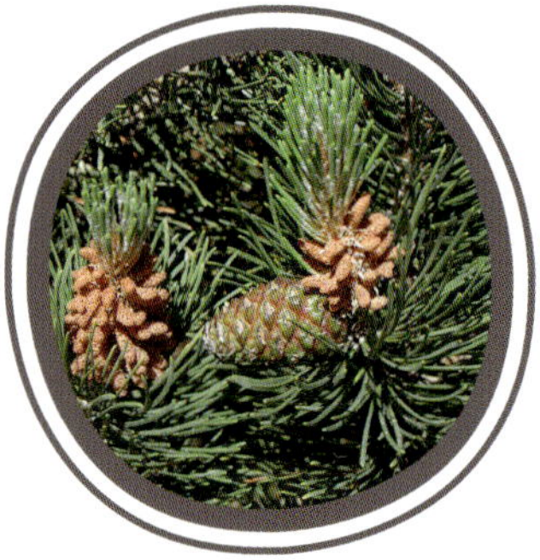

Pinus mugo

Pinie

Merkmale

Die Pinie ist eine Kiefer, die Wuchshöhen von 25–30 m und einen Durchmesser von bis zu 1,9 m erreichen kann.

Herkunft

Der Ursprung der Pinie liegt in Spanien, Sizilien und auf Kreta, jedoch ist sie in ganz Europa mittlerweile weit verbreitet.

Wirkstoffe

Pinienrindenextrakt ist reich an Polyphenolen und kann die Entstehung von Stickstoffmonoxyd in den Blutgefäßen fördern. Der Extrakt sorgt damit gemeinsam mit der Aminosäure L-Arginin für einen besseren Blutfluss, gute Sauerstoffversorgung und gesunden Blutdruck.

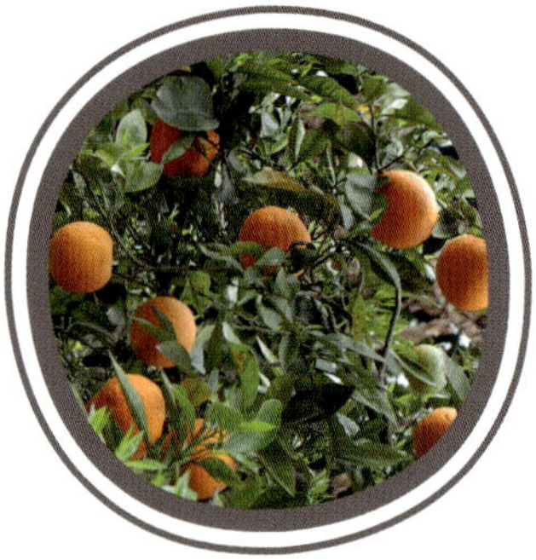

Citrus aurantiaca

Pomeranze

Merkmale

Die Pomeranze ist ein immergrüner Baum mit runder Krone, der eine Höhe von ca. 10 m erreichen kann.

Herkunft

Die Pomeranze stammt ursprünglich aus Westindien, ist aber heute besonders im Mittelmeerraum zu finden.

Wirkstoffe

Pomeranzenschalen helfen nachweislich gegen Verdau-

ungsbeschwerden und Appetitlosigkeit und darüber hinaus entkrampfend im Magen-Darm-Bereich.
Da die Wirkung allerdings sehr mild ausfällt, sind Pomeranzenschalen gerade zur Anwendung bei Kindern geeignet. In den Schalen ist das ätherische Öl Limonen, welches u. a. besagte Wirkungen hervorbringt, zu 2 % vertreten.

Riesen-Goldrutenkraut

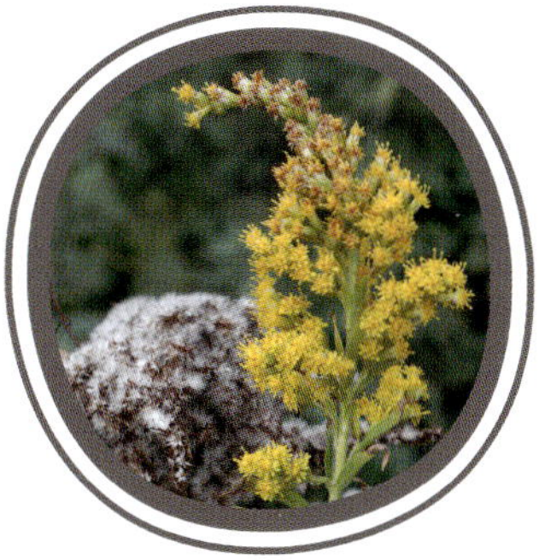
Solidago canadensis

Merkmale
Das Goldrutenkraut ist eine Pflanze aus der Familie der Korbblütengewächse.

Herkunft
In geografischer Hinsicht hat die Goldrute ein sehr großes Verbreitungsgebiet. Sie ist nahezu in allen europäischen und asiatischen Ländern vertreten.

Wirkstoffe
Goldrutenkraut gilt in der traditionellen Medizin als blutreinigend und harntreibend. Es dient der Behandlung von Harnwegsinfektionen sowie der Linderung von Beschwerden durch Ablagerungen in den Nieren (Nierengries) und den ableitenden Harnwegen (Harnsteine). Seine Heilwirkung ist adstringierend, harntreibend, blutreinigend und entzündungshemmend. Inhaltsstoffe sind Saponine, Bitterstoffe, Inulin, Gerbstoffe und ätherisches Öl.

Ringelblume

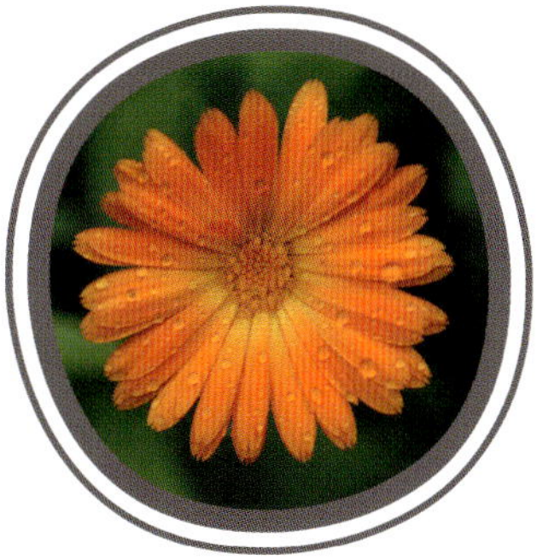
Calendula officinalis

Merkmale
Die Ringelblume ist eine einjährige, krautige Pflanze, seltener wächst sie einjährig überwinternd oder zweijährig und erreicht meist Wuchshöhen von 30–50, selten bis 70 cm.

Herkunft
Sie kommt vermutlich aus dem Mittelmeerraum, wird weit verbreitet kultiviert und kommt verwildert in ganz Europa vor.

Wirkstoffe
In der Phytotherapie werden die Blüten der Ringelblume verwendet. Die triterpen- und flavonoidreichen Blüten entfalten nachweislich sowohl bei innerer als auch bei äußerer Anwendung entzündungshemmende und wundheilungsfördernde Wirkungen.
Ringelblumenblüten werden innerlich zur Behandlung von Entzündungen im Mund- und Rachenraum (Mundschleimhautentzündung, Stomatitis; Zahnfleischentzündung; Halsschmerzen) eingesetzt.
Äußerlich werden sie zur Wundheilungsförderung gebraucht – auch bei schlecht heilenden Wunden.

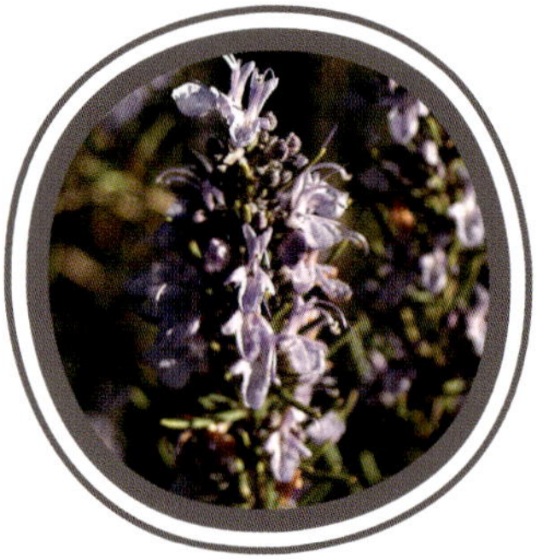

Rosmarinus officinalis

Rosmarin

Merkmale
Der immergrüne, buschig verzweigte Strauch duftet intensiv aromatisch und erreicht eine Größe von 0,5–2 m.

Herkunft
Die Pflanze wächst im westlichen und zentralen Mittelmeerraum wild, insbesondere in Küstenregionen von Portugal bis zum Ionischen Meer. Auch im östlichen Mittelmeergebiet und am Schwarzen Meer wird die Art seit der Antike kultiviert und tritt gelegentlich verwildert auf.

Wirkstoffe
Rosmarin ist reich an ätherischem Öl, Rosmarinsäure und Triterpenen. In der Naturheilkunde wird Rosmarin innerlich als Tee zur Kreislauf- und Verdauungsanregung, gegen

Blähungen und Unterleibsbeschwerden verwendet. Rosmarin wirkt zudem galle- und harntreibend und findet als Tee Anwendung als Appetitanreger. Zu hohe Dosen können Rauschzustände und Krämpfe auslösen. Tagesdosen von 6 g Blätter für Teeaufgüsse, 20 Tropfen ätherisches Öl und 50 g für Bäder sollten nicht überschritten werden; Schwangeren wird generell von der Einnahme abgeraten.
Äußerlich wirkt Rosmarin durchblutungssteigernd und wird daher zu Bädern sowohl bei Kreislaufschwäche, Durchblutungsstörungen als auch bei Gicht und Rheuma (beispielsweise als Rosmarinspiritus) gebraucht.

Salbei

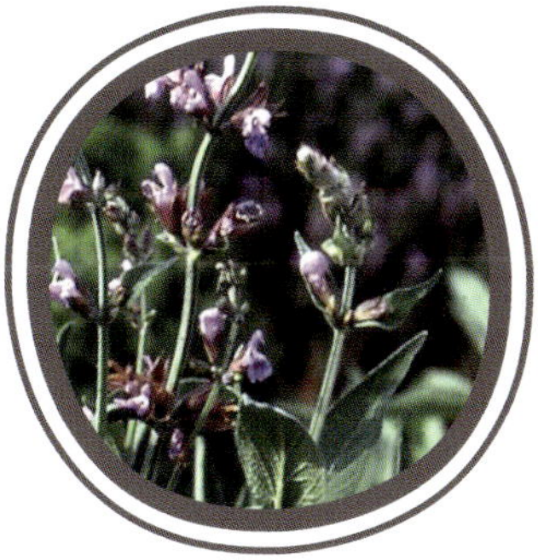

Salvia officinalis

Merkmale

Salbei ist eine Pflanzengattung in der Familie der Lippenblütler. Die Salbei-Arten sind selten ein-, manchmal zweijährige bis meist ausdauernde, krautige Pflanzen, Halbsträucher oder Sträucher. Die Pflanzen duften oft aromatisch.

Herkunft

Ursprünglich im Mittelmeergebiet verbreitet, wird Salbei heute fast weltweit auf allen Kontinenten außer Antarktika und Australien kultiviert.

Wirkstoffe

Salbeiblätter enthalten ätherisches Öl und Rosmarinsäure. Salbei ist schon seit Langem als pflanzliches Mittel gegen Heiserkeit, Halsschmerzen und Zahnfleischentzündungen bekannt. Das in den Blättern reichlich enthaltene ätherische Öl wirkt leicht antimikrobiell.
Die in den Blättern enthaltenen Lamiaceengerbstoffe (Rosmarinsäure) ziehen gewissermaßen die Schleimhaut in Mund und Rachen zusammen. Dadurch wird diese ers-

tens undurchlässiger für Viren und Bakterien, zweitens beruhigt sich die gereizte Schleimhautoberfläche. Drittens verschließen sich kleine Wunden im Zahnfleisch besser. Salbeitee können Erkältete trinken oder als Gurgellösung verwenden.
Für Kleinkinder, Schwangere und Stillende empfiehlt sich die Heilpflanze nicht.

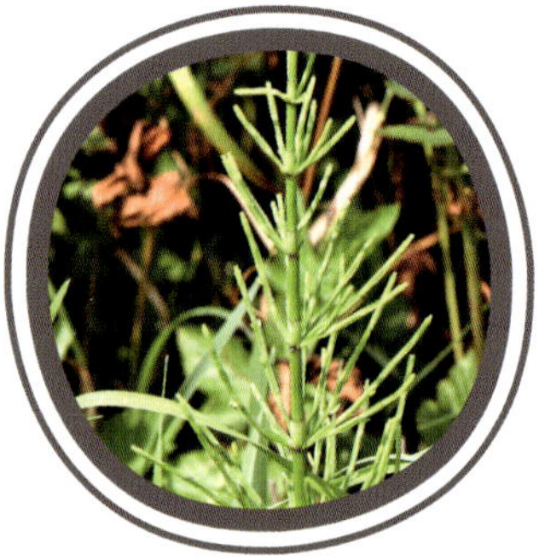

Equisetum arvense

Schachtelhalm

Merkmale
Der Schachtelhalm ist eine Sporenpflanze. Im Frühjahr treibt sie unverzweigte fertile Sprosse. Wenn diese abgestorben sind, folgen im Sommer dann bis 50 cm hohe, quirlig verzweigte, grüne sterile Sprosse.

Herkunft
Es ist auf der ganzen Erde verbreitet, insbesondere in den gemäßigten Zonen der nördlichen Erdhalbkugel.

Wirkstoffe
Für Heilmittel werden die sterilen oberirdischen Teile der Pflanze verwendet. Schachtelhalmkraut enthält Kieselsäure, Flavonoide und Kaffeesäurederivate. Basierend auf langjähriger Erfahrung kann Schachtelhalmkraut innerlich bei leichten Harnwegsbeschwerden, zur Erhöhung der Urinmenge und zwecks Durchspülung der ableitenden Harnwege angewendet werden; äußerlich zur Behandlung oberflächlicher Wunden.

Schafgarbe

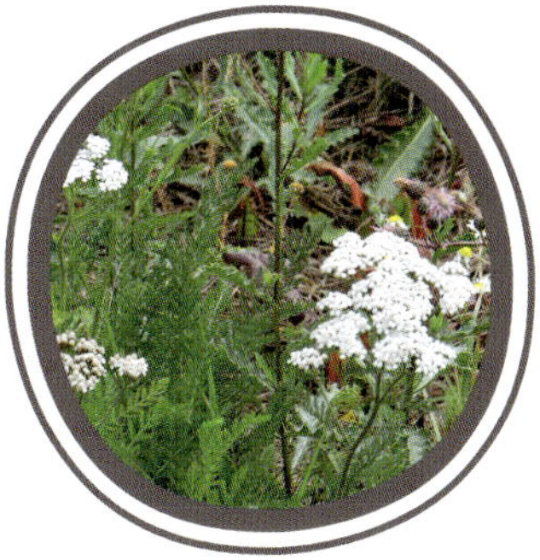

Achillea millefolium

Merkmale

Die Schafgarbe ist eine ausdauernde krautige Pflanze, deren Wuchshöhe von 6–80 cm reicht. Meist duftet die ganze Pflanze aromatisch.

Herkunft

Sie ist in der subtropischen bis gemäßigten Zone Eurasiens beheimatet, einige Arten aber auch in Nordafrika und in Amerika. In ganz Europa ist sie bis zum Polarkreis und auch in den Alpen heimisch.

Wirkstoffe

Das Schafgarbenkraut ist in der Phytomedizin für bei Störungen der Verdauungsorgane und gegen Frauenleiden eingesetzt. Äußerlich kann sie ähnlich wie die Kamille verwendet werden. Inhaltsstoffe sind ätherisches Öl, Azulen, Eukalyptol, Gerbstoffe, Flavone, Bitterstoffe, die entzündungshemmend und antimikrobiell wirken.

Spitzwegerich

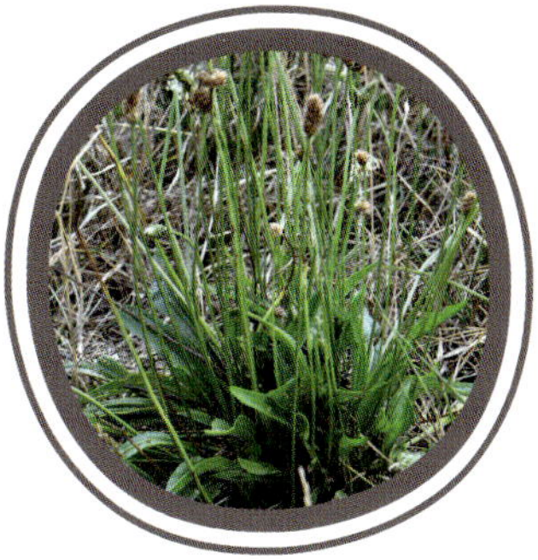

Plantago lanceolata

Merkmale

Der Spitzwegerich ist eine ausdauernde, krautige Pflanze, die Wuchshöhen von 5–50 cm erreicht. Die reichverzweigte Wurzel kann bis zu 60 cm in die Tiefe reichen.

Herkunft

Er war ursprünglich nur in Europa beheimatet. Inzwischen ist er weltweit verbreitet. Er kommt häufig in Fettwiesen, in Parkrasen, an Wegen und in Äckern vor.

Wirkstoffe

Der Spitzwegerich enthält Iridoidglukoside wie Aucubin, Catalpol, Asperulosid, Schleimstoffe, Gerbstoffe, Kieselsäure und Saponine. Er ist reizmildernd und leicht hustenlösend. Er wird gegen Katarrhe der Luftwege und entzündliche Veränderungen der Mund- und Rachenschleimhaut eingesetzt. Dies ist sowohl auf die einhüllende Wirkung der Schleimstoffe als auch durch die adstringierende Wirkung der Gerbstoffe sowie durch die antibakterielle und damit entzündungshemmende Wirkung der aktivierten Wirkstoffe aus den Iridoidglukosiden zurückzuführen. Ferner kann die Pflanze äußerlich bei entzündlichen Veränderungen der Haut, beispielsweise bei Insektenstichen, Brennnesseln oder Neurodermitis verwendet werden oder auch bei sonstigen Entzündungen oder kleinen offenen Wunden.

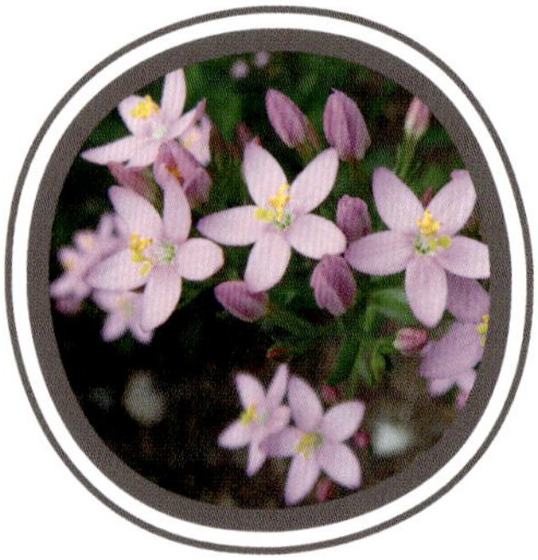

Centaurium erythraea

Tausendgüldenkraut

Merkmale

Das Tausendgüldenkraut ist eine Pflanzengattung in der Familie der Enziangewächse. Es handelt sich um ein- bis zweijährige ausdauernde krautige Pflanzen. Die undeutlich vierkantigen Stängel sind einfach oder verzweigt und selbstständig aufrecht bis niederliegend.

Herkunft

Tausendgüldenkraut-Arten kommen vorwiegend auf sonnigen, feuchten bis frischen Wiesen und Waldlichtungen, aber auch auf Trockenhängen in Mittel- und Südeuropa bis in Höhenlagen von gut 1500 m vor.

Wirkstoffe

Tausendgüldenkraut enthält Bitterstoffe (Amarogentin und Gentiopikrin) und ist ein Allheilmittel für alle Beschwerden, die auf kraftlose Verdauung zurückzuführen sind. Es wirkt als Magenkraut mild und sanft bei Appetitlosigkeit und Verdauungsschwäche, stärkt besonders einen lustlosen Magen, (nicht bei übersäuertem Magen oder Magengeschwüren verwenden), hat sich bewährt bei allen Virus-Infektionen, Influenza-Viren, Coxsackieviren mit Fieber (deswegen auch Fieberkraut), hilft jenen auf die Beine, die sich nach langer Krankheit nur schwer wieder erholen, stärkt bei (nervösen) Erschöpfungszuständen, unterstützt die psychologische Behandlung von Magersucht und Essstörungen, beruhigt und begleitet bei Schwangerschaftsübelkeit, heilt und desinfiziert schlecht heilende Wunden und Ekzeme (als Umschlag).

Thymian

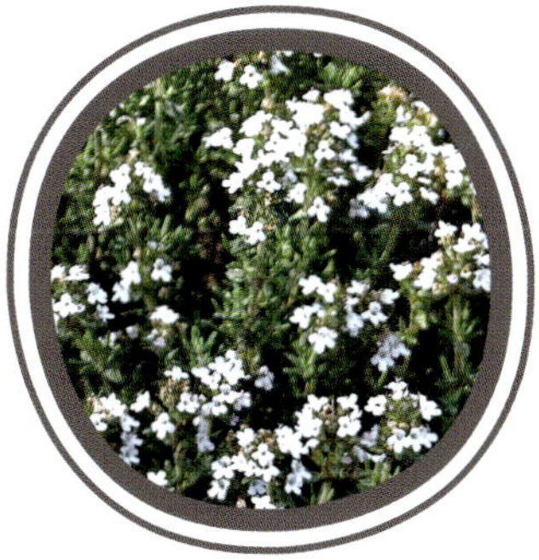

Thymus vulgaris

Merkmale

Der Thymian gehört zur Familie der Lippenblütengewächse. Thymianarten sind ausdauernde Halbsträucher oder Sträucher. Sie wachsen aufrecht bis niederliegend, sind gelegentlich rasenbildend und an den Stängeln wurzelnd.

Herkunft

Thymian ist in Mittel- und Südeuropa beheimatet und wird weltweit angebaut. Er wächst auf felsigen Hängen und Trockenrasen.

Wirkstoffe

Das Kraut enthält 1 bis 2,5 % ätherisches Öl. Hauptsächlich kommen darin die antibakteriell wirksamen Monoterpene Thymol und Carvacrol vor. Daneben finden sich Lamiaceengerbstoffe (Rosmarinsäure) und Flavonoide. Das ätherische Öl löst festsitzenden Schleim aus den Atemwegen und fördert den Abtransport des Sekrets. Erste Studien zeigen, dass Thymianöl auch die Beschwerden einer akuten Bronchitis lindern kann. Das ätherische Öl wirkt gut antibakteriell und hemmt die Vermehrung von Akne-Erregern in der Haut. Außerdem besitzt der Inhaltsstoff Carvacrol wohl entzündungshemmende Eigenschaften.

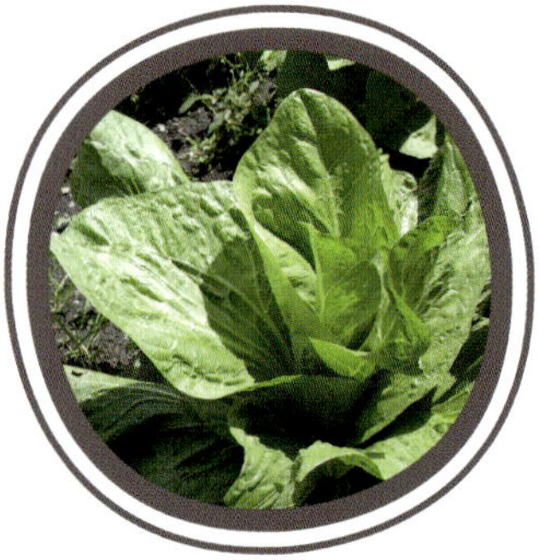

Cichorium intybus

Zichorie / Chicorée

Merkmale

Die Zichorie gehört zur Familie der Korbblütler. Sie ist eine ausdauernde, krautige Pflanze, die Wuchshöhen von 30–140 cm erreicht. Sie bildet auffällige himmelblaue Blüten.

Herkunft

Die Zichorie ist in Europa, Westasien und Nordwestafrika heimisch, daneben kommt sie inzwischen in Afrika, Nord- und Südamerika vor. In Mitteleuropa wächst sie auf Weiden und Äckern, entlang von Wegen und Straßen.

Wirkstoffe

Blüten, Blätter und Wurzeln der Zichorie werden als anregende und kräftigende Arzneien benutzt. Magen-, Leber- und Gallentees nutzen sie häufig als wichtigen Bestandteil. Gern wird sie auch bei Appetitlosigkeit und als Kräftigungsmittel verwendet. Die Hauptwirkstoffe sind Inulin (ein Ballaststoff, der die gesunde Darmflora stärkt) und Cholin (ein Vitamin ähnlicher Stoff, der die Ablagerung von Fett im Körper vermindert und unter anderem blutdrucksenkend wirkt). Der Bitterstoff Intybin regt Speichelfluss und Magensekretion an und wirkt galle- und harntreibend.

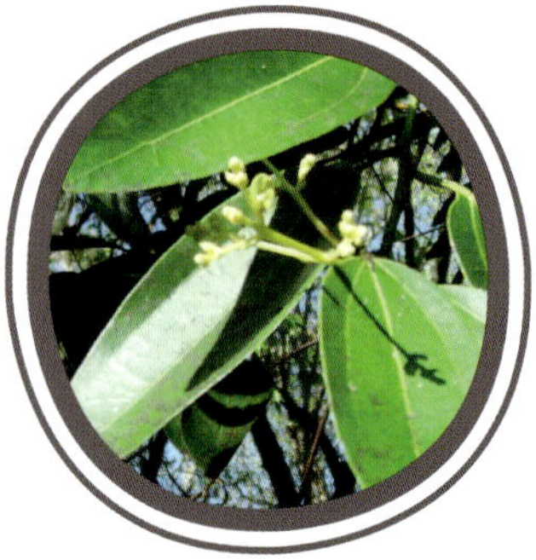

Cinnamomum zeylandicum

Zimt

Merkmale

Der Zimtbaum gehört zur Familie der Lorbeergewächse. Der echte Zimtbaum ist ein immergrüner Baum, der Wuchshöhen bis zu 18 m erreicht. In Kultur werden die Bäume gestutzt, sodass sich Zweige und Äste bilden, deren Rinde zur Zimtgewinnung genutzt werden kann.

Herkunft

Ursprünglich stammt er aus Sri Lanka. Heute wird diese Art in vielen tropischen Ländern angebaut. Im tropischen Asien, auf den Karibischen Inseln und den Seychellen ist die Art verwildert.

Wirkstoffe

Die Wirkung der Zimtrinde wird auf die enthaltenen ätherischen Öle zurückgeführt. Der Hauptbestandteil und damit wirksamkeitsbestimmender Inhaltstoff ist das Zimtaldehyd. Es wirkt nachweislich anregend auf die Bildung von Verdauungssäften und kurbelt so den Appetit und die Verdauung an. Wichtig ist aber auch die Wirkung des enthaltenen ätherischen Öls Eugenol. Es ist zwar nur im geringen Umfang in der Zimtrinde enthalten, trägt aber beweisbar dazu bei, dass Bakterien und Pilze, die sich in den Verdauungsorganen angesiedelt haben, wirksam bekämpft werden.

6.2. Spezielle sekundäre Pflanzenstoffe

Beta-Glucane

Enthalten in

Beta-Glucane kommen hauptsächlich in den Zellwänden von Hafer, Gerste und Pilzen vor. In dem aus dem chinesischen Heilpilz Maitake gewonnenen Extrakt liegen Beta-D-Glucane in ihrer reinsten und auch bioaktivsten Form vor.

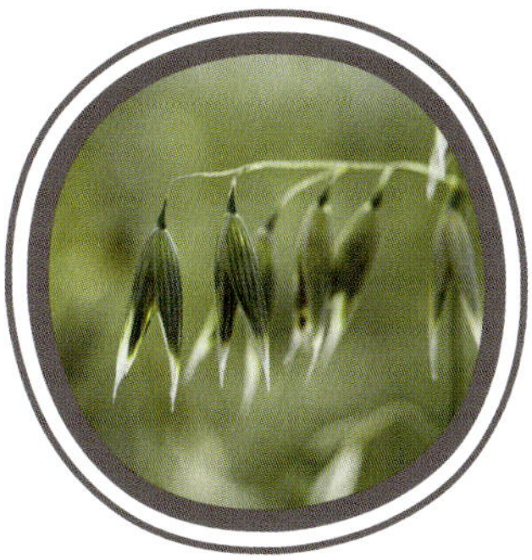

Beta Glucane – z. B. in Hafer

Wirkung

Beta-Glucan ist ein langkettiges Zuckermolekül (Polysaccharid). Beta-Glucane tragen bei einer täglichen Aufnahme zur Aufrechterhaltung eines normalen Cholesterinspiegels bei und sorgen dafür, dass der Blutzuckerspiegel nach der Mahlzeit weniger stark ansteigt. Der Anstieg des Blutzuckerspiegels hat einen starken Einfluss auf die Fettverbrennung. Ist der Blutzuckerspiegel hoch, schüttet der Körper das Transporthormon Insulin aus und blockiert die Fettverbrennung.

Anwendung

Ältere Menschen und solche, die ihr Körpergewicht reduzieren möchten, können Beta-Glucane gut in ihrem Ernährungsplan gebrauchen.

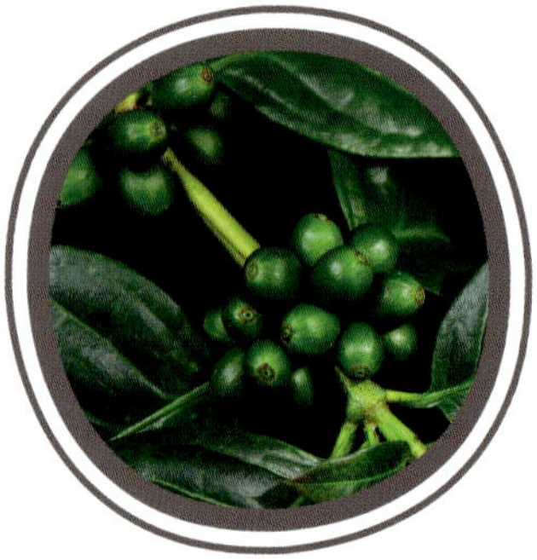

Chlorogensäure – z. B. in grünem Kaffee

Chlorogensäure

Enthalten in

Chlorogensäure ist enthalten in ungerösteten Kaffeebohnen (grüner Kaffee).

Wirkung

Sie sorgt im Darm dafür, dass weniger Zucker aus der Nahrung aufgenommen wird. Der Blutzuckerspiegel sinkt, der Körper muss seine Zuckerspeicher aufbrauchen, Fettreserven werden reduziert, das Körperfett wird abgebaut. Durch einen regulierten, gleichmäßigen Blutzuckerspiegel ist der Körper zudem über den Tagesverlauf fitter und leistungsfähiger, die Konzentrationsfähigkeit wird verbessert. Chlorogensäure senkt außerdem die Fette im Blut, was die Gefahr von Stoffwechselerkrankungen mindert.

Anwendung
Grüner Kaffee ist beliebt bei Menschen, die viel leisten und/oder ihr Gewicht reduzieren wollen. Er kann zur Unterstützung von Fastenkuren sinnvoll sein.

Coenzym Q10

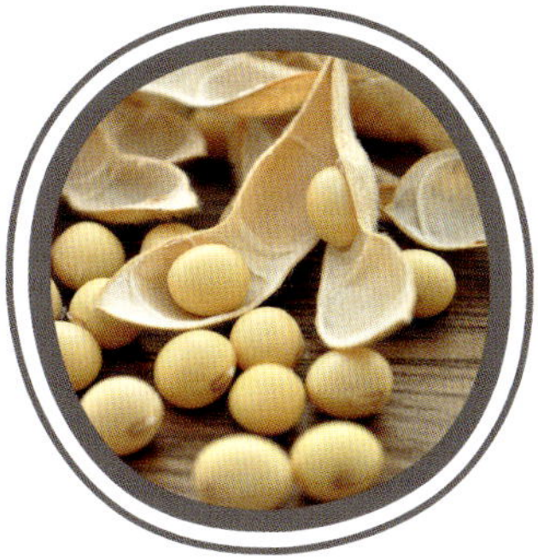
Coenzym Q10 – z. B. in Soja

Enthalten in
Insbesondere dunkles Fleisch und Innereien von Tieren, die auf nährstoffreichen Weiden grasen, sind wertvolle Ubichinon 10 (=Q10)-Lieferanten. Außerdem ist viel wertvolles Q10 in Sesamöl, Sesamsamen, Erdnüssen, Makrelen, vollwertigen Sojabohnen, Walnüssen, Pistazien, Spinat und Brokkoli enthalten.

Wirkung
Das Coenzym Q10 (Ubichinon 10) besitzt starke antioxidative Eigenschaften. Diese schützen das Herz-Kreislauf-System vor Schädigung durch freie Radikale. Besonders positive Auswirkungen soll Q10 auf Patienten mit Krebs, Parkinson und Alzheimer haben.

Anwendung
Menschen, die ihren durch oxidativen Stress bedingten Alterungsprozess lindern möchten.

Folsäure

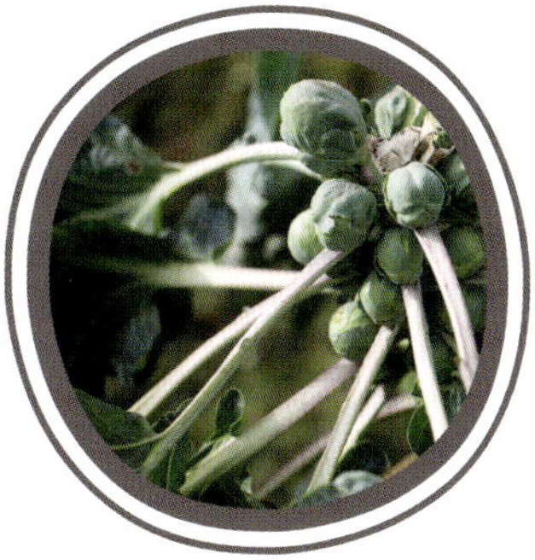
Folsäure – z. B. in Rosenkohl

Enthalten in
Folsäurequellen aus dem Tierreich sind Rinderleber, Eigelb, Milch, Käse und Milchprodukte. Pflanzliche Folsäurelieferanten sind dunkelgrüne Blattgemüse, Salat, Bohnen, Spargel, Weißkohl, Rosenkohl, Spinat, Brokkoli, Tomaten, Karotten, Orangensaft, Vollkornprodukte, Weizenkeime und Nüsse.

Wirkung

Zu hohe Homocysteinwerte erhöhen das Risiko für Arteriosklerose, Schlaganfall und Herzinfarkt. Hier kann Folsäure einen wertvollen Beitrag zum Schutz der Gefäße leisten, denn Folsäure gilt als Gegenspieler des schädlichen Stoffwechselprodukts Homocystein. Experten bescheinigen der Folsäure die Fähigkeit, den Homocysteinspiegel zu regulieren. Folsäure spielt damit eine zentrale Rolle, wenn es um den Kampf gegen Herz-Kreislauf-Erkrankungen geht. Folsäure ist hauptsächlich im Inneren der Zellen aktiv und damit an allen Wachstums- und Heilprozessen beteiligt.

Anwendung

Frauen vor und während der Schwangerschaft wird die zusätzliche Einnahme von Folsäure empfohlen. Außerdem sollten alle Menschen, die fit und vital bleiben möchten, auf ausreichend Folsäure in ihrer Ernährung achten.

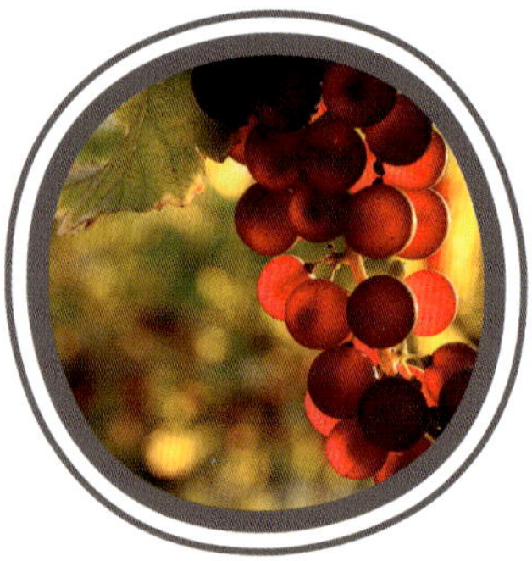

OPC –
z. B. in roten Weintrauben

OPC

Enthalten in

Die bekanntesten OPC-haltigen Pflanzenextrakte sind Ginkgo biloba, Samenkernöl aus Weintrauben, Pinienrindenextrakt und Weißdornblätter. OPC kommt aber auch vor in Rotwein, roten Weintrauben (Schalen), Heidelbeeren, Äpfeln und Erdbeeren vor.

Wirkung

OPC steht für „Oligomere Proanthocyanidine“ und bezeichnet eine Klasse von weit verbreiteten Polyphenolen. OPC ist ein antioxidativ wirksamer Pflanzenstoff. OPC wirken insbesondere auf die Haut, die Augen, das Immunsystem und sogar auf den Hormonhaushalt.

Anwendung

Alle Menschen, die fit und vital bleiben möchten, können OPC in ihrer Ernährung unterbringen. Insbesondere werden OPC-reiche Speisen gern von Menschen genossen, denen ein junges und gesundes Aussehen wichtig ist.

Vitamin B12

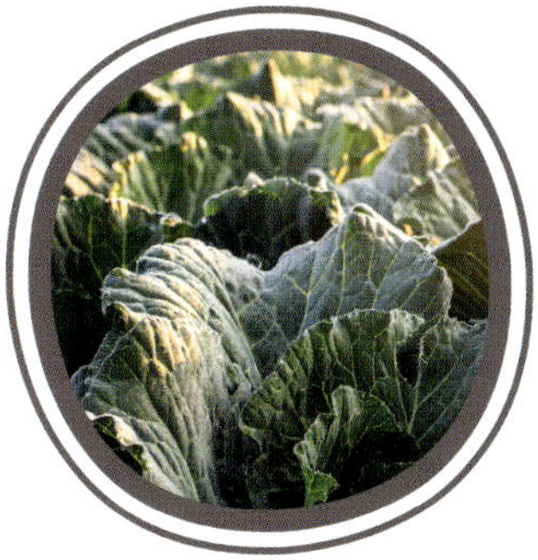

Vitamin B12 – z. B. in Sauerkraut

Enthalten in

Es ist beispielsweise enthalten in Fleisch, in unterschiedlich geringen Mengen auch in Sauerkraut oder Algen.

Wirkung

Der Körper braucht Vitamin B12, um Blut zu bilden, Zellen zu teilen, Fettsäuren abzubauen und Myelin aufzubauen. Letzteres wird für die Hülle von Nervenfasern benötigt. Der menschliche Körper kann Vitamin B12 nicht selbst herstellen. Deshalb muss es von außen zugeführt werden, normalerweise über das Essen. Viele Medikamente, die ältere Menschen häufig zu sich nehmen, darunter Magensäureblocker, blutverdünnende Medikamente, Cortison oder schmerzstillende Mittel gegen Rheuma, hemmen die natürliche Aufnahme von Vitamin B12. Deshalb leiden gerade ältere Menschen an Vitamin-B12-Mangel. Er führt zu Blutarmut, Gedächtnisstörungen, Depressionen, Kribbeln in Armen und Beinen, einem pelzigen Taubheitsgefühl, Gangunsicherheit, Zungenbrennen, Müdigkeit, Schwindel, Ausfall der Reflexe und erhöhter Sturzneigung.

Anwendung

Ältere Menschen, die bestimmte Medikamente zu sich nehmen, Vegetarier und Veganer sollten auf genügend Vitamin-B12-Zufuhr achten. Wer auf starke Nerven angewiesen ist, sollte diesen Baustoff für sich ebenfalls nutzen.

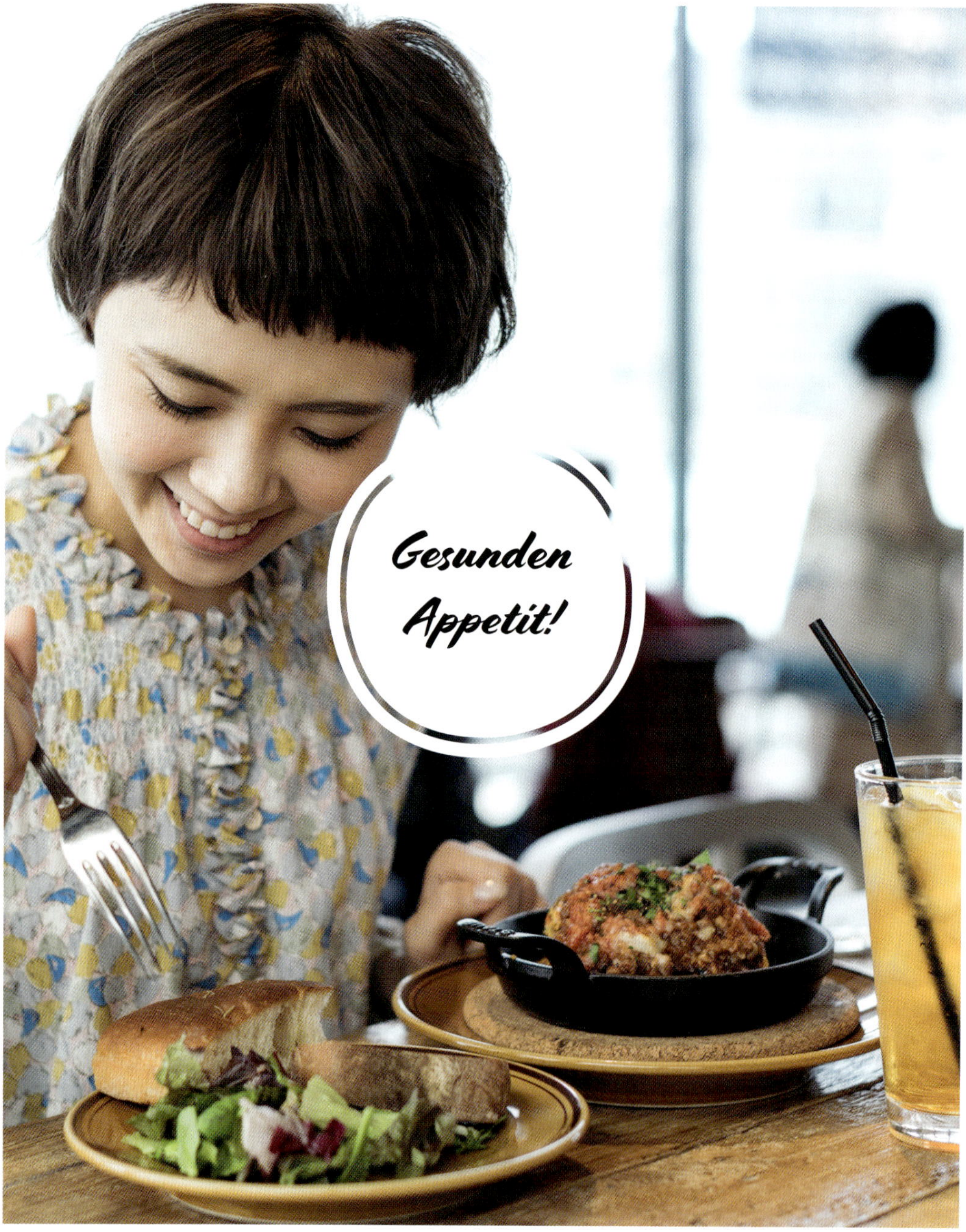
Gesunden
Appetit!

Wichtigste Quellen

Amandine Chaix et al., Cell Metabolism, 20, S. 991–1005, 2014

Christian J. Charts, Nutrient changes in vegetables and fruits, 1951 to 1999. CTV.ca News 2002.

Davis DR, Epp MD, Riordan HD, Changes in USDA Food Composition for 43 Garden Crops, 1950 to 1999. J Am C Nutr., 23(6), S. 669–682, 2004

Deutsche Gesellschaft für Ernährung, Ernährungsempfehlungen Vitamin C, in: www.dge.de/wissenschaft/referenzwerte/vitamin-c, 2018

Jennifer Dou/Matthew R. Bennett, Synthetic Biology and the Gut Microbiome, Biotechnology Journal, 2017, 1700159

Christoph Drösser, Kann man dem Körper das notwendige Eisen zuführen, indem man eisernes Kochgeschirr benutzt?, in Kolumne „Stimmt's", https://www.zeit.de/2017/37/ernaehrung-eisen-kochgeschirr-blutwerte/, 2017

Giulia Enders, Darm mit Charme, Ullstein, 2014

Megumi Hatori et al., Cell Metabolism, 15, S. 848–860, 2012

Wiebke Hollersen, Intervallfasten statt Insulin, in: Die Welt, 11. Okt. 2018, S. 22

Jee Loon Foo et al., Microbiome engineering: Current applications and its future, Biotechnology Journal, Dec. 2017, 1600099

Bas Kast, Der Ernährungskompass, Bertelsmann, 2018

Kai Möller, Warum Kupfer zum Kochen, https://www.destillatio.eu/blog/Warum-Kupfer-zum-Kochen/b-139/, 2013

Carina Rehberg, Richtige Lagerung von Obst und Gemüse, Zentrum der Gesundheit, https://www.zentrum-der-gesundheit.de/obst-gemuese-lagern.html, 2018

Christel Rupp, Kartoffeln pflanzen und ernten, https://www.mein-schoener-garten.de/gartenpraxis/nutzgaerten/kartoffeln-pflanzen-und-ernten-4036, 2017

Unicef, Hygiene-Report 2010

Ben-Erik Van Wyk/Coralie Wink/Michael Wink, Handbuch der Arzneipflanzen – ein Bildatlas, 2. Auflage, 2015

Eckart von Hirschhausen, Intervallfasten, in: www.stern.de/gesundheit/gesund-leben/eckart-von-hirschhausen/intervallfasten--die-besten-tipps-von-eckart-von-hirschhausen-7890164.html, 2018

Claudia Weiß, Durchschnittliche Verluste durch Einkauf und Lagerung, in: Ernährungsumschau 07/2012

Michael Wink, Vom Pfeilgift bis zum Rauschmittel: Sekundärstoffe – die Geheimwaffen der Pflanzen, Biologie unserer Zeit, 4/2015, S. 225–235

Michael Wink (January 2016), Secondary Metabolites: Deterring Herbivores, In: eLS. John Wiley & Sons, Ltd: Chichester. DOI: 10.1002/9780470015902.a000018.pub3

Michael Wink (February 2016), Evolution of Secondary Plant Metabolism. In: elS John Wiley & Sons, Ltd: Chichester. DOI: 10.1002/9780470015902.a001922.pub3

Zentrum der Gesundheit, Nährstoffverluste beim Kochen, https://www.zentrum-der-gesundheit.de/naehrstoffverluste-beim-kochen-ia.html, 2018

Register